Come Guarire dal Trauma Familiare

Semplici Tecniche per Liberarsi dalle Ferite Ereditate, Lasciar Andare il Bagaglio Emotivo del Passato e Creare un Futuro Positivo, senza Sensi di Colpa

Logan Mind

© COPYRIGHT 2024 - TUTTI I DIRITTI RISERVATI. 4

Un Regalo per Te! 5

Aiutami! 7

Unisciti al mio Team di Recensori! 8

Introduzione 9

Capitolo 1: Comprendere il Trauma Familiare 11

Capitolo 2: La Scienza Dietro il Trauma Ereditario 20

Capitolo 3: Identificare i Modelli di Trauma Familiare 29

Capitolo 4: Il Linguaggio del Trauma Ereditato 38

Capitolo 5: L'Approccio del Linguaggio di Base 48

Capitolo 6: Liberarsi del Bagaglio Emotivo 59

Capitolo 7: Guarire il Bambino Interiore 70

Capitolo 8: Trasformare le Relazioni Familiari 81

Capitolo 9: Liberarsi dalle Convinzioni Limitanti 92

Capitolo 10: Costruire la Resilienza Emotiva 103

Capitolo 11: Riconquistare il Proprio Potere Personale 113

Capitolo 12: Affrontare la separazione e i modelli relazionali 125

Capitolo 13: Creare un Futuro Positivo *136*

Per concludere *147*

Unisciti al mio Team di Recensori! *149*

Aiutami! *150*

© COPYRIGHT 2024 - TUTTI I DIRITTI RISERVATI.

Il contenuto di questo libro non può essere riprodotto, duplicato o trasmesso senza l'autorizzazione scritta diretta dell'autore o dell'editore. In nessun caso l'editore o l'autore saranno ritenuti responsabili per eventuali danni, riparazioni o perdite monetarie dovute alle informazioni contenute in questo libro, sia direttamente che indirettamente.

AVVISO LEGALE:

Questo libro è protetto da copyright. È destinato esclusivamente all'uso personale.

Non è consentito modificare, distribuire, vendere, utilizzare, citare o parafrasare alcuna parte o il contenuto di questo libro senza il consenso dell'autore o dell'editore.

Un Regalo per Te!

Intelligenza Emotiva per il Successo Sociale

Ecco cosa troverai nel libro:

- Strategie per migliorare le tue **relazioni** interpersonali
- Tecniche per sviluppare una maggiore **consapevolezza** emotiva
- Suggerimenti pratici per gestire lo **stress** e le emozioni negative

Basta cliccare o seguire il link qui sotto per **beneficiare** del contenuto:

https://pxl.to/loganmindfreebook

Scarica anche I TUOI 3 EXTRA GRATUITI!

Questi extra rappresentano una meravigliosa risorsa complementare per **supportarti** nel tuo viaggio verso una maggiore **intelligenza** emotiva e benessere personale.

Gli extra sono:

- Un PDF scaricabile e pratico con la Sfida dei 21 Giorni collegata al libro

- Il testo in inglese "101+ Messaggi di **Autostima** e Compassione"

- Identificazione e rottura dei modelli negativi

Basta cliccare o seguire il link qui sotto per accedere **istantaneamente** agli extra:

https://pxl.to/9-hthfft-lm-extras

Aiutami!

Quando hai finito di leggere il libro, ti chiedo se puoi dedicare un momento per lasciare una recensione.

Quando supporti un **autore indipendente**, stai supportando un sogno.

Se sei **soddisfatto**, lascia un feedback onesto visitando il link qui sotto. Se hai **suggerimenti** per miglioramenti, ti prego di inviarli all'indirizzo email che trovi nel link.

In alternativa, puoi **scansionare** il codice QR e trovare il link una volta selezionato il tuo libro.

Bastano pochi secondi ma la tua **voce** ha un impatto enorme.

Visita questo link per lasciare un feedback:

https://pxl.to/9-hthfft-lm-review

Unisciti al mio Team di Recensori!

Grazie per aver letto il mio libro. Vorrei invitarti a far parte del mio **Team** di Recensori. Se sei un **lettore** appassionato, puoi ricevere una **copia** gratuita del mio libro in cambio di un **feedback** onesto, che sarebbe di grande **aiuto** per me.

Ecco come puoi unirti al mio team ARC:

• Clicca su "Join Review Team"

• Iscriviti a BookSprout

• Ricevi una **notifica** ogni volta che **pubblico** un nuovo libro

Dai un'occhiata al team a questo link:

https://pxl.to/loganmindteam

Introduzione

Se ti sei mai **chiesto** perché alcune **emozioni** sembrano ossessionarti, come se le avessi ereditate da un altro periodo, questo libro fa proprio per te. Capita a molti. Siamo prodotti delle nostre famiglie, degli eventi che ci hanno preceduto. Quelle cicatrici possono essere **guarite**, ci credo davvero. Non sto parlando di magia, ma di **scienza** e consapevolezza.

Vedi, nel corso dei miei studi e anni di esperienza come coach, ho notato come i **traumi** familiari si tramandino di generazione in generazione. È come un bagaglio che porti senza rendertene conto e che ti frena. Questa non è solo una mia teoria; ci sono studi che lo dimostrano. La scienza dietro queste trasmissioni di traumi familiari è complessa, ma molto affascinante. In questo libro, voglio rendertelo tutto comprensibile e utile, così che tu possa liberartene una volta per tutte.

Prima di diventare ciò che sono oggi, ho collaborato con grandi aziende e individui per capire meglio come le **relazioni** e i traumi influenzino la vita quotidiana. Ho visto gente crescere ed evolvere, semplicemente comprendendo e affrontando queste radici emozionali. È incredibile quanto si possa cambiare solo riconoscendo e accettando.

Insomma, il punto è superare tutto questo, rompere questi cicli e iniziare a vivere una vita più libera e felice. Non deve essere complicato. Intendo guidarti con tecniche semplici e pratiche che ho visto funzionare. L'obiettivo è creare nuove dinamiche emotive e lasciar andare tutto il bagaglio del passato. E sì, senza sensi di colpa.

Naturalmente, ci saranno dei momenti duri. Questo libro non vede la **guarigione** come un processo istantaneo. Capire le origini dei tuoi problemi può essere scomodo, ma è necessario. Perché lo faccio? Perché anche io ci sono passato. E credo che condividere questa strada possa essere la chiave per tutti noi.

Hai mai pensato che forse porti con te paure e convinzioni limitanti che non ti appartengono veramente? Potrebbe essere difficile all'inizio, ma è qui che iniziano i **cambiamenti** veri. Ti aiuterò a mettere in discussione quei pensieri e a sostituirli con altri più positivi e produttivi.

So che ci può essere scetticismo riguardo all'affrontare questi argomenti. Magari pensi che non sia possibile modificare schemi così profondi e radicati. Ma lascia che ti dica una cosa: ho visto troppe persone fiorire e cambiare per essere limitate da questi stessi pensieri.

Alla fine del libro, voglio che tu abbia gli strumenti per creare relazioni sane, rafforzare la tua resilienza emotiva e riconquistare il tuo potere personale. Non solo sopravvivere, ma vivere appieno e con gioia. Ti prometto che il percorso ne vale la pena.

Buona lettura.

Capitolo 1: Comprendere il Trauma Familiare

Hai mai pensato a come il **passato** possa influenzare il tuo presente? A volte, le **ferite** che porti non sono solo tue ma anche dei tuoi familiari. Inizia proprio con questa idea. Attraverso questo capitolo, scoprirai qualcosa di sorprendente riguardo alle tracce di **dolore** che potrebbero nascondersi nella tua storia familiare.

Ti prometto che non sarà un viaggio facile, ma... il risultato sarà **illuminante**. Sai quelle volte in cui ti senti giù senza un motivo chiaro? Beh, può darsi che stiamo parlando proprio di questo.

Hai voglia di comprendere come il **trauma** familiare può condizionare il tuo **benessere** personale? Ti mostrerò diversi segnali, soffermandoci poi su come spezzare le catene di ferite generazionali.

Non sarai solo. Io sarò qui, a guidarti e supportarti. Già che ci siamo, sei pronto a iniziare questa **avventura** trasformativa?

La Natura del Trauma Familiare

Il trauma familiare è come una ferita invisibile, ma così profonda da **influenzare** il benessere di tutti i membri di una famiglia. Quando pensi al trauma familiare, ti vengono in mente eventi negativi che segnano e trasformano. Queste esperienze, a volte, vengono ignorate o sottovalutate, ma il loro **impatto** rimane, evolvendosi e condizionando la vita di chi ne è affetto.

Immagina una famiglia che ha vissuto discordie o perdite - quei traumi diventano parte della loro storia. Il **dolore**, se non affrontato, si insinua come un'ombra silenziosa nei cuori dei familiari. Non riesci a liberarti di una cicatrice che non vedi ma senti, condizionando ogni tua mossa, ogni tua scelta.

La trasmissione intergenerazionale del trauma è pericolosamente subdola. Uno dei modi in cui si manifesta è attraverso i comportamenti appresi. Bambini che vedono genitori litigare costantemente possono crescere con un'idea distorta dell'affetto o della comunicazione. Da adulti, replicano questi schemi senza nemmeno accorgersene, credendo che sia "normale". È come un meccanismo vecchio, arrugginito, ma che continua a funzionare malamente.

Oltre ai comportamenti, ci sono anche le **credenze**, quelle convinzioni familiari che passano di generazione in generazione. "Non fidarti mai di nessuno", "Devi essere sempre forte", o "Le emozioni sono una debolezza". Queste frasi diventano come delle regole non scritte che definiscono il tuo modo di interagire con il mondo. Vecchi pregiudizi e paure ancestrali modellano le tue percezioni, anche se non le riconosci come tue.

Infine, gli **schemi emotivi** sono complessi circuiti che vengono costruiti negli anni. Potresti ripetere le stesse dinamiche emotive dei tuoi genitori e nonni. Magari ti senti spesso arrabbiato come tuo padre o triste senza sapere perché. Questi schemi sono inscritti così profondamente che sembra impossibile uscirne, ma riconoscerli è il primo passo per iniziare.

Questi traumi non risolti si manifestano nei vari aspetti della tua vita. Lo capisci quando vedi una famiglia apparentemente normale esplodere alla prima difficoltà. O quando le tue relazioni sembrano ripetere lo stesso copione, gli stessi litigi, le stesse frustrazioni. Il trauma non risolto creerà delle crepe difficili da riparare, come le radici di un vecchio albero che distruggono le fondamenta di una casa.

Nell'ambito dello **sviluppo personale**, il trauma influenza la tua percezione del valore di te stesso e delle tue capacità. Quante volte ti sei sottovalutato perché crescendo nessuno ti ha mai detto "bravo"? Oppure ti auto-saboti perché, in fondo, credi di non meritare nulla? Il trauma familiare ti trattiene come un peso sulle spalle, rendendo difficile ogni passo verso il miglioramento.

Capire questi schemi e questi legacci invisibili è utile per liberarti dal peso del passato. Ma la strada è lunga e il primo passo è riconoscere che il trauma esiste, influisce, e soprattutto, può essere affrontato. Apri il cuore, parla delle tue ferite, trova il **coraggio** di confrontarti con ciò che ti tiene prigioniero. Ogni piccola consapevolezza spezza un anello della catena che ti lega, rendendo il cammino meno doloroso. Testa alta, è il tuo percorso di **libertà**.

Riconoscere i Segni del Trauma Ereditato

Hai mai avvertito quella strana **ansia** che sembra non avere una causa precisa? A volte, il **trauma** familiare ereditato si manifesta così. Le conseguenze emotive, comportamentali e fisiche possono essere più comuni di quanto pensi e spesso si nascondono dietro problemi quotidiani. Spesso non ti rendi conto che queste sensazioni, come l'ansia, la **depressione** o una rabbia inspiegabile, possono avere radici profonde nelle esperienze dei tuoi antenati.

Sul fronte emotivo, potresti percepire una tristezza perenne o sentirti costantemente inadeguato senza un motivo apparente. Queste emozioni ti sopraffanno e influenzano il tuo benessere, facendoti sentire intrappolato. Oppure c'è la paura di fallire che sembra far parte di te da sempre.

Per quanto riguarda comportamenti strani o inspiegabili, a volte ti ritrovi a sabotare la tua stessa vita. Potresti evitare relazioni strette per paura di essere abbandonato o ripetere gli stessi schemi tossici in amore e amicizia, senza rendertene conto. È come un ciclo che non riesci a spezzare. Potresti anche avere tendenze a comportamenti ossessivo-compulsivi, azioni che ti fanno star meglio per un po', ma che in realtà non risolvono nulla davvero.

Dal punto di vista fisico, potresti soffrire di malattie psicosomatiche. Dolori cronici, mal di testa, problemi gastrici... sono tutti esempi di come il tuo corpo possa rispondere agli stress emotivi sepolti. La fisicità del trauma può farsi sentire anche nei modi meno attesi, come la **stanchezza** costante senza alcun motivo valido.

Diamo un'occhiata a ciò che chiamo "echi emotivi". Si tratta di quelle ripetizioni di emozioni irrisolte che derivano dalle storie dei tuoi avi.

Immagina che le emozioni non elaborate delle generazioni precedenti abbiano lasciato un'impronta emotiva che ora si ripercuote su di te. Gli echi emotivi sono proprio questo: frammenti di esperienze passate che si riflettono nel presente. Possono comparire sotto forma di ansie o paure specifiche, magari intense e difficili da spiegare. Un esempio è sentirsi rifiutati senza una ragione concreta – forse questo rifiuto è stato provato da tua nonna durante la sua adolescenza ed è stato tramandato attraverso le generazioni.

Identificare questi modelli può essere complesso, ma incredibilmente liberatorio. Per farlo, puoi cominciare a esplorare le **storie** di famiglia. Ci sono temi ricorrenti? Come dei nonni perfetti ma genitori ipercritici, ragazzi che scappano da casa.

Se noti che temi come l'abbandono, la mancanza di sicurezza o il bisogno maniacale di controllo si ripetono nelle storie familiari, è un segno di eco emotivo. Discutere di queste storie può anche aiutare. Parlare con i membri della famiglia e ottenere una prospettiva storica più ampia a volte rivela verità nascoste che spiegano molto.

Hai mai notato che certe ansie sembrano essere condivise da più membri della tua famiglia? È lì che puoi scorgere il **trauma** ereditato. Guardarti sotto questa luce apre finestre di comprensione che altrimenti rimarrebbero chiuse. Ad esempio, una famiglia potrebbe essere stata vittima di stress generazionale dovuto alla **guerra**; i figli – in proporzioni magari minori o diverse – continuano a entrare in panico senza sapere veramente perché.

In sostanza, riconoscendo i modelli e gli echi emotivi, e vedendo le loro manifestazioni su vari piani, puoi iniziare il percorso per superare i danni del trauma ereditato e trovare un modo per **guarire**, rompendo finalmente quel ciclo di dolore che altrimenti si perpetuerebbe.

L'Impatto sul Benessere Personale

Il **trauma** ereditato influenza molto la tua vita. Spesso non ne sei consapevole, ma **ansia** e **depressione** possono trovare le loro radici nei conflitti non risolti delle generazioni passate. Quell'agitazione interna che non ha un nome, ma che ti logora... potrebbe essere roba vecchia, ereditata. Il trauma si trasmette come una sorta di catena invisibile, collegando le tue emozioni alle esperienze dei tuoi antenati.

Pensaci. Quel senso di inadeguatezza che ti fa sentire come se camminassi su un terreno che non ti appartiene potrebbe essere stato lì ancor prima di te. Non è strano, vero? Eppure, la tua ansia quotidiana può essere l'eco lontana di una nonna che ha vissuto guerre o difficoltà estreme. Questo bagaglio emotivo non richiesto prende radici dentro di te, confondendosi con i problemi della vita moderna.

Adesso, parliamo un po' dell'**autostima**. Il trauma familiare irrisolto riesce a scuotere il tuo senso di sé in maniera massiccia. Pensa a come uno specchio incrinato distorce l'immagine riflessa — il trauma funziona un po' così. Sin da piccolo, impari chi sei guardando i tuoi familiari. Se questi trasmettono traumi e paure, allora potrebbe sembrare che siano parte essenziale di te e della tua identità.

Quanta **fiducia** puoi avere in te stesso se sei intrappolato da paure e insicurezze che non ti appartengono interamente? Ti porta a fare scelte di vita sbagliate, a nascondere talvolta il tuo vero io per paura di dispiacere o fallire. Decisamente una strada tortuosa... Ti ritrovi a prendere decisioni senza un chiaro processo di pensiero, trascinato da un passato che nemmeno conosci davvero.

Quindi, questo ci porta a parlare del concetto di "**legame traumatico**". È quella connessione emotiva con chi ti ha causato dolore, difficile da districare. Significa che molte delle tue **relazioni** sono influenzate dai traumi passati, creando confini personali... diciamo vulnerabili. Immagina di camminare su un filo sottile, instabile, ondeggiante — questo in qualche modo è il legame traumatico.

Dentro queste relazioni, ti trovi a lottare per mantenere sani i confini, poiché il trauma contamina l'amore e la fiducia, diventando una sorta di contagio emotivo. Ci vuole tempo per capire che certi legami non ti fanno bene. E finché non riesci a riconoscere e navigare questi sentimenti complessi... rischi di restare imprigionato, incapace di costruire relazioni sane e soddisfacenti.

Riconoscere l'impatto che il trauma ereditato ha sulla tua salute mentale, sull'autostima e sulle relazioni è il primo passo verso la tua **guarigione**. Hai il potere di spezzare queste catene invisibili, ma solo se affronti con coraggio il passato e accetti di lavorare su te stesso. Continuare a capire e a immagazzinare questi tasselli è la chiave per uscirne... più forte e sereno.

Spezzare il Ciclo delle Ferite Generazionali

Hai mai sentito parlare della "**guarigione** informata dal trauma"? È un modo per dire che puoi guarire il trauma ereditato dalla tua famiglia con **consapevolezza** e conoscenza. Parliamone un po'. Immagina di avere una sorta di mappa che ti mostra i punti chiave dove le vecchie ferite si sono nascoste. Con questa mappa, puoi iniziare a capire da dove viene il dolore e come impedirgli di continuare a influenzare le generazioni future.

Questa guarigione non riguarda solo te. Riguarda tutta la tua famiglia. Capire i cicli di dolore e **trauma**, e come si ripetono, è il primo passo per spezzarli. Pensa all'importanza di rompere la catena. Quando comprendi perché certe cose accadono, hai il potere di fare qualcosa di diverso. Puoi scegliere una strada nuova, una strada che porta alla guarigione e non alla ripetizione del dolore. È questo il punto: la consapevolezza di sé è una chiave potente in questo processo.

Ora, facciamo un salto avanti per parlare della consapevolezza di sé e delle **scelte** consapevoli. Quando sei consapevole di te stesso e sei in grado di fare scelte informate, puoi davvero iniziare a superare quei vecchi schemi. Non si tratta solo di guardare il passato e dire "Ah, ecco perché succede." Si tratta di vedere quel passato, e poi decidere di non lasciarlo definire il futuro.

Il concetto qui è semplice – è tutto nelle tue mani. Quando riesci a fare scelte consapevoli, stai portando una grossa fetta di **cambiamento** nella tua vita. Questo include riconoscere i vecchi modelli, capire come si sono sviluppati, e scegliere, ogni giorno, di cambiare. Puoi davvero fare molto facendo piccole scelte diverse ogni giorno. È un po' come girare il timone di una nave grande – anche piccoli movimenti possono cambiare di molto la direzione finale.

Adesso, parliamo di come riscrivere le **narrazioni** familiari. Questo è un passaggio cruciale nel processo di guarigione. Se pensi alle storie che ti racconta la tua famiglia, puoi vederle come una specie di copione che si ripete nel tempo. Ma cosa succede se vuoi cambiare quel copione? Devi iniziare a raccontare storie diverse.

Riscrivere queste narrazioni significa guardare i vecchi racconti e dare loro un significato nuovo, più sano. Non si tratta di ignorare ciò che è successo, ma di trovare modi per vederlo sotto una luce diversa. Per esempio, se c'è una storia di fallimento, puoi riscriverla come una storia di **forza** e determinazione. Questo offre una nuova prospettiva, una prospettiva che può aiutarti e aiutare la tua famiglia a guarire.

In sintesi, la guarigione informata dal trauma, la consapevolezza di sé e la riscrittura delle narrazioni familiari sono strumenti potenti per spezzare i cicli di ferite generazionali. Inizia da te, con la consapevolezza e il **desiderio** di cambiare. Con questi strumenti, puoi davvero creare un futuro più positivo, senza portarti dietro il pesante bagaglio del passato.

In Conclusione

Questo capitolo ti ha guidato attraverso un percorso per **comprendere** meglio la natura del **trauma** familiare e il suo impatto su di te. Hai esplorato come il dolore e le ferite possano attraversare le generazioni e **influenzare** la tua vita in modi sottili ma potenti. È essenziale essere **consapevole** di questi schemi e saperli riconoscere per iniziare il tuo cammino di **guarigione** e crescita personale.

In questo capitolo hai visto:

• L'idea di trauma familiare e come possa influenzare la tua salute e il tuo benessere.

• Come il trauma possa essere **trasmesso** attraverso comportamenti, credenze e modelli emotivi da una generazione all'altra.

• I sintomi comuni del trauma ereditato che possono apparire nelle tue emozioni, comportamenti e anche nel fisico.

• Il collegamento tra il trauma ereditato e problemi di salute mentale come ansia e depressione.

• I modi per **rompere** il ciclo dei traumi generazionali attraverso la consapevolezza e la scelta conscia di cambiare.

Applicare le **conoscenze** acquisite da questo capitolo può davvero fare la differenza nella tua vita. Inizia a osservare i tuoi schemi personali e familiari, e usa queste intuizioni per avviare un percorso di guarigione e crescita. Ce la puoi fare!

Capitolo 2: La Scienza Dietro il Trauma Ereditario

Hai mai pensato che ciò che **senti** oggi potrebbe non essere solo tuo? Io ci ho pensato spesso. Avverti questa sensazione, vero? Qualcosa che non riesci a spiegare ma sai che è lì. Questo capitolo cambia tutto. Ti porta a **riflettere** su quanto siamo collegati alle **esperienze** della nostra famiglia, generazione dopo generazione. Volevo solo capire me stesso meglio – e penso che anche tu voglia lo stesso.

Scoprirai come questi legami invisibili **influenzano** le tue risposte a situazioni di **stress**, come se fosse un registro scritto nel tuo corpo. La nostra mente e il nostro sistema nervoso, a volte inconsciamente, reagiscono a **traumi** che appartengono al passato, ma influenzano il presente. È **affascinante** pensare che il nostro essere sia una fusione di storie intricate e reazioni ancestrali, no?

Preparati a capire meglio, a trovare un nuovo perché dietro le tue emozioni. Andiamo insieme in questo viaggio scoprendo quanto siamo profondamente **interconnessi**.

Epigenetica e Trasmissione del Trauma

L'epigenetica è davvero **affascinante**. Immagina un libro di ricette: il DNA è il libro stesso, mentre l'epigenetica è come un gruppo di segnalibri e appunti scritti a mano che cambiano il modo in cui le ricette vengono seguite. Non cambiano le parole nel libro, ma possono fare la differenza su quali piatti vengono cucinati e come. Così funziona l'epigenetica con i geni: modifica l'espressione dei nostri geni senza alterare la sequenza del DNA. È un po' come dirti cosa fare, piuttosto che effettivamente cambiare le istruzioni base.

Ora, come si collega questo al **trauma**? Semplice. Eventi vissuti dai tuoi genitori o nonni possono effettivamente lasciare "appunti" nel tuo DNA che poi ti influenzano direttamente. Si tratta di memorie biologiche, di emozioni e stress che si scolpiscono nei geni e vengono trasmessi da una generazione all'altra. È come ereditare non solo capelli o colore degli occhi, ma anche certi tipi di ansia o sensibilità.

Ma c'è di più. Come i fattori ambientali influenzano l'epigenetica senza cambiare la sequenza del DNA? Pensa all'**ambiente** come alla cucina in cui usi quel libro di ricette. Se hai meno sale o spezie, finirai per adattare le ricette a ciò che hai a disposizione. La qualità dell'aria, lo stress, la dieta - tutti questi fattori possono attivare o disattivare determinati geni. Ad esempio, un periodo di grave **stress** può far sì che alcune "marche" epigenetiche si accumulino nel DNA, modificando il comportamento genetico in futuro. Ma il DNA resta sempre lo stesso; sono solo le istruzioni su come utilizzarlo che cambiano.

Parliamo ora di alcuni studi recenti. Sono emersi davvero delle scoperte impressionanti. Hai sentito della ricerca sui figli dei sopravvissuti all'Olocausto? Gli scienziati hanno trovato modifiche epigenetiche nei figli, legate allo stress intenso vissuto dai loro genitori. Anche nei topi, quando esposti a traumi, mostrano **cambiamenti** che possono essere tracciati attraverso le generazioni successive. I cuccioli di topi esposti a stress prenatale avevano cambiamenti nelle loro risposte allo stress, anche se non erano esposti allo stress in prima persona. È come se la memoria del trauma venisse scritta nel linguaggio epigenetico, passando di genitore in figlio senza che sia necessario vivere direttamente quel trauma. La stessa cosa è stata osservata nei soldati reduci: anche i loro figli potevano mostrare segni di stress post-traumatico senza essere mai stati in guerra, ereditando una sorta di **predisposizione**.

Quindi, l'epigenetica ci dice che non solo le **esperienze** vissute dai tuoi antenati ti influenzano a livello emotivo e comportamentale, ma che hai anche la capacità di cambiare quelle 'note' per migliorare la tua vita e quella dei tuoi figli. Non è affascinante pensare che, in qualche modo, puoi riscrivere parte del tuo **destino**, non cambiando quello che sei nel fondo, ma il modo in cui ti esprimi dal punto di vista biologico? Grembiule alla mano, insomma... la ruota gira anche nella tua cucina genetica.

Effetti Neurobiologici del Trauma Familiare

Dai, parliamo di come il **trauma** può davvero cambiare il tuo cervello. È quasi come se il cervello stesso fosse programmato, o meglio, riprogrammato, dal dolore e dalla sofferenza. Di solito, le aree più colpite sono quelle che regolano le **emozioni** e supportano la memoria. Immagina il cervello come un muscolo che, quando ferito, cambia forma e funzione. È come se un trauma lasciasse cicatrici profonde.

La regolazione delle emozioni è spesso legata all'**amigdala** e all'**ippocampo**. L'amigdala, una piccola struttura a forma di mandorla nel cervello, diventa iperattiva a causa dello stress prolungato. Questo significa che rispondi di più e più intensamente agli stimoli emotivi. È un po' come avere l'allarme sempre pronto a scattare, rendendoti più ansioso, nervoso, e a volte anche paranoico. Questo può influenzare la tua quotidianità, dal lavoro ai rapporti personali.

L'ippocampo, d'altro canto, gestisce i tuoi ricordi. In situazioni normali, ti aiuta a riconoscere le cose che ti sollazzano dai pericoli passati. Però, quando subisci un trauma, questo può ridursi di dimensioni. Non è solo una teoria strana: questo rende più difficile sia l'apprendimento che il richiamo dei ricordi, specialmente quelli emotivamente carichi.

Ma non tutto è male; qui entra in gioco la **neuroplasticità**. È come il superpotere del cervello per ripararsi e riformarsi. Un vero miracolo della natura. La neuroplasticità significa che il cervello può formare nuove connessioni neuronali, anche dopo eventi traumatici. Se pensi al cervello come a un giardino, piantare nuovi semi e prendersene cura può far fiorire aree che erano aride. Attraverso la terapia, la meditazione, e tecniche di auto-aiuto, puoi favorire questa crescita.

È interessante osservare che pratiche come la **mindfulness**, esercizi di respirazione, e la ricerca di supporto emozionale sono come il fertilizzante per questo giardino mentale. Stimolano la formazione di nuove vie neurali. Cambiando piccoli comportamenti e introducendo nuove abitudini positive, puoi alla fine sentire degli effetti tangibili, come stress ridotto e una miglior gestione delle emozioni.

Parlando del **sistema limbico**, questa è la parte del cervello che gestisce le tue emozioni e i comportamenti di sopravvivenza. Se l'amigdala e l'ippocampo sono gli attori principali, il sistema limbico è la scena del teatro. Quando subisci un trauma, il sistema limbico si attiva per proteggerti. È come una guardia che non si lascia mai riposare. Questo crea un circolo vizioso; i ricordi traumatici non vengono solo archiviati ma rilanciati costantemente se l'innesco giusto si presenta.

Ed ecco un aspetto ancora più affascinante: questi ricordi traumatici possono passare da generazione a generazione. È quasi incredibile come il dolore e la sofferenza dei tuoi nonni possano echeggiare nella tua mente. Gli scienziati stanno ancora cercando di capire del tutto come questo accade, ma c'è una verità innegabile: il trauma può letteralmente essere ereditato, marcando il tuo cervello completamente con queste memorie emotive.

Così, pensandoci, guarire dal **trauma ereditato** non è una semplice passeggiata. Richiede comprendere come il cervello è cambiato e come puoi sfruttare la neuroplasticità per farlo cambiare di nuovo, ma in meglio. Sapere come il sistema limbico perpetua i traumi ti aiuta a sviluppare tecniche efficaci per interrompere questo ciclo. Le pratiche che includono il riconoscimento consapevole delle emozioni, insieme alla terapia e a nuovi comportamenti, rappresentano il tuo strumento per costruire un futuro più leggero.

Ecco perché è così importante prendersi cura della salute mentale e impegnarsi attivamente. Non solo stai curando te stesso, ma stai rompendo un ciclo di dolore che potrebbe colpire le prossime generazioni. C'è speranza, e iniziando a cambiare puoi fare la differenza.

Risposte allo Stress e Modelli Ereditati

Le risposte adattive allo **stress** sono, in teoria, qualcosa che dovrebbe aiutarti a sopravvivere. Hai presente quando il tuo cuore inizia a battere forte perché ti trovi in una situazione pericolosa? Questo è il tuo corpo che cerca di salvarti. Ma il problema è che, col tempo, queste risposte possono diventare disadattive. Cioè, reazioni che in passato potevano andar bene per salvarti la vita oggi potrebbero causarti più problemi che altro.

In pratica, potresti trovarti bloccato in uno stato di stress costante anche quando non c'è un pericolo reale. Le risposte allo stress che un tempo erano utili, come l'eccessiva attenzione o la prontezza a fuggire, possono diventare ostacoli. Vedi, il corpo mantiene quelle vecchie abitudini, anche quando non servono più. E questo non succede solo individualmente; è qui che entra in gioco il **trauma** ereditato.

È incredibile pensare che un trauma non risolto nei tuoi antenati possa influenzarti oggi. Il **cervello** memorizza e passa queste risposte stressanti come un'eredità, non solo attraverso l'educazione, ma anche geneticamente. All'improvviso ti trovi a reagire esageratamente a situazioni che, per la maggioranza delle persone, sarebbero solo fastidi minori. Questo può essere dovuto a una maggiore reattività allo stress causata da esperienze traumatiche trasmesse, diciamo, dalla nonna che ha vissuto un evento terrificante. Di conseguenza, ti ritrovi a reagire più intensamente agli stimoli, e questa reazione non si spegne facilmente.

Questa maggiore reattività influisce sul tuo **sistema nervoso**. È come avere una macchina con l'allarme ipersensibile: appena qualcuno si avvicina troppo, l'allarme suona. Il tuo sistema nervoso, a lungo andare, subisce una disregolazione. E visto che è una cosa ereditata, potresti non renderti neanche conto della causa scatenante, lavorando continuamente su uno sfondo di preoccupazione e **ansia** dinamici.

A questo punto, è facile vedere come tutto ciò si colleghi alla **salute** cronica. Reazioni stressanti prolungate conducono a condizioni come alta pressione sanguigna, problemi digestivi e malattie cardiovascolari. Insomma, il tuo corpo non è fatto per funzionare in modalità "lotta o fuga" tutto il tempo. Alla lunga, mantenere una situazione di costante allerta logora e può portare a malattie croniche.

Considera anche alcuni sintomi legati alla disregolazione del sistema nervoso:

• Continui mal di testa

• Attacchi di panico

• Problemi di pelle come eczema

È come un computer vecchio che va in crash ogni volta che gli dai un comando semplice, rimanendo teso e pronto a fermarsi davanti a qualsiasi piccolo problema.

È proprio qui che emergono le vere complessità del **trauma** ereditato.

In conclusione, superare i modelli ereditati di stress non è facile, ma riconoscere questi schemi è il primo passo verso una vita più sana e più rilassata. La consapevolezza di questi meccanismi può aiutarti a gestire meglio le tue reazioni e a migliorare il tuo **benessere** generale.

Il Ruolo del Sistema Nervoso Autonomo

Cominciamo dal principio. Cos'è il **sistema nervoso autonomo**? È quel sistema del tuo corpo che gestisce tutte le funzioni vitali senza che tu te ne renda conto. Ad esempio, i battiti del cuore o la respirazione. Questo sistema è composto da due rami principali: il sistema nervoso **simpatico** e quello **parasimpatico**. Il primo è come l'acceleratore della macchina – si attiva in situazioni di stress o pericolo, aumentando il battito cardiaco e la pressione sanguigna. Il secondo invece, è più simile al freno – ti aiuta a rilassarti, abbassando la frequenza cardiaca e stimolando la digestione.

Ma cosa succede quando subisci un **trauma**? Beh, il trauma sconvolge quest'equilibrio naturale. È come se l'acceleratore della tua macchina restasse sempre premuto. Il sistema simpatico si mantiene iperattivo, sempre in allerta, anche quando non c'è nessuna reale minaccia. Questo porta a una disfunzione cronica, con sintomi come ansia continua, insonnia, problemi digestivi. Tutto questo perché il tuo corpo resta in uno stato di allarme continuo.

Adesso, mentre ci addentriamo in questo, emergono nuove domande. Come può un trauma provocare danni a lungo termine al tuo sistema nervoso? Qui entra in gioco un concetto chiamato "**neurocezione**." È una sorta di radar che hai dentro di te, che continuamente valuta se sei al sicuro o in pericolo. Ma la neurocezione non è infallibile. Se vivi un trauma, può cominciare a vedere pericoli ovunque, anche dove non ci sono. Immagina un allarme antifurto che suona in continuazione senza motivo – ecco, questo è ciò che fa la neurocezione iperattiva.

E se non bastasse tutto questo, c'è di più. La neurocezione non resta solo nel tuo corpo, ma, incredibilmente, può essere trasmessa attraverso le **generazioni**. Sì, hai letto bene. Le risposte al trauma dei tuoi antenati possono essere ereditate. È come se queste risposte si scrivessero nel tuo DNA e tu, senza saperlo, ne portassi il peso. Un bambino potrebbe crescere con una neurocezione già iperattiva a causa dei traumi vissuti dai genitori o dai nonni. Sentire angoscia senza sapere il perché... brutta storia, vero?

In conclusione, il sistema nervoso autonomo gioca un ruolo cruciale nel modo in cui affronti il trauma. Capire come questo sistema funziona e come può essere alterato, ti aiuta a trovare modi per **guarire** veramente, non solo te stesso ma anche le future generazioni. E, come hai visto, è importante prenderti cura di questo equilibrio interno, per non portare avanti cicli di sofferenza. Tra simpatia e parasimpatia, la chiave è trovare quell'**armonia** tale da permetterti di vivere serenamente, nonostante ciò che hai ereditato.

In Conclusione

Questo capitolo ti ha **spiegato** come il trauma può essere tramandato attraverso le generazioni grazie all'**epigenetica** e come ciò influenzi il tuo corpo e la tua mente. Hai visto come il trauma agisce sui tuoi **geni**, il **cervello** e il sistema nervoso, e in che modo la **neuroscienza** ci offre speranza di guarigione.

Nel capitolo hai esplorato:

• Cos'è l'epigenetica e come influisce sulla trasmissione di traumi tra generazioni.

• Come fattori ambientali possono modificare l'espressione dei geni senza cambiare le sequenze del DNA.

• Studi recenti che dimostrano gli effetti epigenetici del trauma a livello generazionale.

• Come il trauma modifica la struttura e la funzione del cervello, influenzando l'**emozione** e la **memoria**.

• La relazione tra trauma, **stress** e malattie croniche.

Applica ciò che hai imparato da questo capitolo per migliorare la tua consapevolezza e per intraprendere passi positivi per la tua **salute** mentale e fisica. La comprensione di questi concetti non solo rafforza la tua conoscenza, ma può aiutarti a costruire un futuro migliore per te stesso e per le generazioni a venire. Dai, mettiti in gioco e fai tesoro di queste informazioni!

Capitolo 3: Identificare i Modelli di Trauma Familiare

Hai mai pensato che a volte i **problemi** che affronti oggi possano essere radicati nel passato della tua famiglia? Ho sempre trovato affascinante come i **segreti** e i silenzi possano lasciare un'impronta potente sulle generazioni successive. In questo capitolo, ti prometto che scopriremo insieme percorsi per riconoscere le **eredità** emotive. Magari penserai: "È davvero possibile rompere i **cicli** che ci legano?" Ti rispondo, sì – è come far luce in una stanza buia. Individueremo i punti in cui le **difficoltà** attuali si intrecciano con eventi passati. Tracciando una mappa del tuo passato **emotivo**, possiamo davvero sbloccare **porte** che pensavi fossero serrate per sempre. Sei pronto a cominciare questo **viaggio** personale?

Riconoscere l'eredità emotiva

Hai mai pensato a come certe **emozioni** sembrano quasi essere trasmesse da una generazione all'altra? Si chiama "eredità emotiva". È il modo in cui le storie, le esperienze e soprattutto i **traumi** di famiglia influenzano come reagisci alla vita quotidiana. Non è che tu erediti solo il colore degli occhi o dei capelli, ma anche sentimenti. Emozioni che magari non capisci del tutto, ma che sono lì, radicate dentro di te.

Per esempio, se la tua famiglia ha vissuto situazioni difficili, come guerre o disastri, potresti sentire un'**ansia** costante, anche se la tua vita oggi è piuttosto serena. È inspiegabile, vero? Ma ha senso quando pensi che quell'ansia in realtà potrebbe essere un'eredità. Un'eredità emotiva che ha modellato le risposte della tua famiglia agli eventi della vita e, di riflesso, le tue.

Parliamo di alcuni schemi emotivi comuni che potrebbero indicare traumi ereditati. L'ansia cronica è uno di questi. Non riesci mai a rilassarti. Senti sempre una sorta di tensione sottile, come se aspettassi che qualcosa andasse storto da un momento all'altro. Magari questo deriva da ancestrali preoccupazioni per la sicurezza.

C'è anche la **tristezza** inspiegabile. Ti senti giù, ma non riesci a capire il perché. È come una nuvola scura che ti segue. Potresti scoprire che, generazioni fa, ci fu una tragedia che ha lasciato un segno profondo nella tua famiglia. Quella tristezza è rimasta nascosta, trasmessa da genitore a figlio.

Un altro esempio è la **rabbia**. Sbotti con facilità e non capisci perché. Forse, nella tua famiglia, c'era scarsità di risorse, e la rabbia diventava una via d'uscita per il travaglio e la frustrazione derivante dalla mancanza. Immagina questi sentimenti che rimbalzano tra le pareti della casa, capaci di scolpirsi nei cuori della famiglia.

Ma che ruolo ha il "clima emotivo familiare" in tutto questo? Gli ambienti emozionali in cui cresci sono potentissimi. Dentro le mura domestiche, impari come affrontare le emozioni. Se in famiglia c'è un clima di costante paura o tensione, impari a essere ansioso. Se c'è invece molta accettazione e supporto, puoi sviluppare un'ottima capacità di **coping**. I modelli emotivi presenti nell'ambiente familiare influenzano massivamente il tuo modo di rispondere agli eventi e di affrontare le emozioni.

E non parliamo solo di situazioni drammatiche. Anche le dinamiche quotidiane sono importanti. Una famiglia che non parla delle proprie emozioni o che minimizza i sentimenti negativi può creare individui che fatichino a esprimere angosce o dispiaceri. Al contrario, una famiglia che discute apertamente delle sue emozioni crea uno spazio dove ogni sentimento è valido.

In più, il modo in cui i tuoi genitori affrontano le difficoltà è una vera e propria lezione di vita. Se cresci con l'abitudine di vedere gente schivare i problemi o buttarsi sul lavoro per non pensarci, forse farai lo stesso. Questo "clima" si riflette nelle tue reazioni senza che te ne accorga. È come un copione già scritto che segui inconsciamente.

Riconoscere queste dinamiche è il primo passo per spezzare il **ciclo**. Capire che non sei solo i tuoi pensieri e che le tue emozioni potrebbero essere carichi di generazioni passate ti mette in una posizione di controllo - puoi, in qualche modo, scegliere come viverle.

Parlando col cuore in mano, è una strada complessa, ma riconoscere l'eredità emotiva apre la porta a una possibilità nuova. Avere la **consapevolezza** ti permette di incidere la tua traccia, diversa da quella del passato familiare. Questo primo passo può fare la differenza.

Svelare i segreti e i silenzi di famiglia

I **segreti** di famiglia e i **traumi** non detti possono essere come ombre persistenti che influenzano le generazioni successive. Non penseresti mai che qualcosa successo ai tuoi nonni potrebbe influenzare la tua vita oggi, vero? Eppure, accade più spesso di quanto immagini. Gli eventi dolorosi, i brutti ricordi e tutto ciò che viene nascosto sotto il tappeto, trova sempre un modo per farsi sentire nelle vite dei discendenti.

A volte, questi segreti sono cose che nessuno osa dire ad alta voce. Altre volte, sono traumi che vengono ignorati per far finta che non esistano, come se non parlarne potesse farli scomparire. Purtroppo, non funziona così. Anche se non vedi queste cose fisicamente, il loro peso è reale e può cambiare la tua percezione del mondo, influenzare le tue relazioni e addirittura la tua salute mentale ed emotiva.

Ma cos'è esattamente questa "**cospirazione** del silenzio"? È quella situazione in cui nessuno in famiglia parla di certi eventi o argomenti. Tutti sanno che c'è qualcosa che non va, ma nessuno vuole affrontarlo. Si crea un'atmosfera di tensione e sospetto, come un elefante nella stanza che nessuno vuole menzionare. Il risultato? Un continuo passarsi di gocce velenose da una generazione all'altra.

Immagina una vecchia **canzone** che i tuoi genitori cantavano quando eri piccolo, ma che poi un giorno smettono improvvisamente di cantare senza spiegazioni. Tu cresci senza capire perché quella canzone, una volta amata, viene ora evitata. Un giorno scopri che era legata a un evento traumatico della vita di tua madre. Questo è un piccolo esempio di cospirazione del silenzio.

Creare un luogo dove invece si favorisce una **comunicazione** aperta sulla storia familiare, può essere praticamente un antidoto a questo veleno. Parlare dei segreti e dei traumi, anche se doloroso, può ridurre il loro potere su di te e sulle generazioni future. Quando le persone condividono apertamente le loro esperienze, capisci che non sei solo nei tuoi sentimenti e nelle tue paure.

E come si fa a rompere questo **silenzio**? Si inizia dalle piccole cose. Forse puoi provare a chiedere gentilmente a un parente della sua infanzia, o di eventi specifici che vengono sempre evitati. Può essere duro, e non sempre avrai risposte immediate. Ma creare un dialogo aperto è un passo fondamentale. Alla fine, attraverso la comprensione e la condivisione, puoi curare molte ferite nascoste.

Inoltre, questa comunicazione aperta ti aiuta a dare un senso a quello che è successo. Spesso i traumi vengono trasmessi in modo sottile, attraverso comportamenti, paure e atteggiamenti. Sapere esattamente il perché di certe caratteristiche della tua famiglia, ti dà una chiave di lettura per capire te stesso. Questo non solo ti aiuta a sentirti più leggero, ma generando comprensione e consapevolezza, crea anche una base per costruire un futuro più positivo.

Rompendo il silenzio e favorendo la **comunicazione**, fai un dono alle generazioni future. È come piantare un albero sotto il quale non ti siederai, ma i tuoi nipoti sì. Quindi, se trovi il **coraggio** di affrontare i segreti della tua famiglia non solo guarisci te stesso, ma liberi anche coloro che verranno dopo, costruendo un'eredità di sincerità e apertura.

Mappare l'Eredità Emotiva della Tua Famiglia

Cominciamo col parlare dei "**genogrammi** emotivi". Un genogramma emotivo è uno strumento utile per visualizzare i modelli emotivi della famiglia. Immagina un albero genealogico, ma invece di rami e foglie, ci sono **emozioni**, traumi e ricordi. È un modo per vedere come i sentimenti e i comportamenti si trasmettono di generazione in generazione. Sì, proprio come una mappa del tesoro, ma al posto delle monete d'oro, trovi schemi emotivi.

I genogrammi emotivi, però, non si fermano solo alle cose tristi. Riflettono anche le gioie, le forze e i **valori** di una famiglia. Quando tracci il tuo genogramma emotivo, prendi nota dei principali traumi, ma anche dei momenti felici e dei trionfi. Ti aiuterà a vedere un quadro completo, dando senso anche ai momenti difficili.

Ma come crei uno di questi genogrammi? Bene, inizi col fare una lista dei membri della famiglia estesi qualche generazione indietro. Puoi includere i nonni, i bisnonni e così via. Poi, noti i principali eventi della loro vita che hanno avuto un impatto emotivo: matrimoni, divorzi, morti, migrazioni, problemi di salute, e così via.

Credimi, può essere un esercizio tosto, ma incredibilmente illuminante.

Passiamo a parlare di come identificare i temi ricorrenti e i modelli comportamentali attraverso le generazioni. Questo passaggio è un po' come fare "**archeologia** emotiva". Indaghi tra gli strati del passato, cercando di capire cosa ha influenzato cosa. Qualcuno può trovare distrazioni simili? Rabbia nascosta? Sentimenti di abbandono?

Per esempio, potresti notare che nella tua famiglia, c'è un pattern di carriera instabile o di relazioni difficili. Magari si tratta di un genitore ipercritico, o di un **trauma** non elaborato che si ripresenta in ogni generazione. Non solo stai identificando i problemi, ma stai scoprendo che magari la zia Maria ha affrontato cose simili, e tutto inizia a fare un po' più senso. Capire questi temi non è mica facile, ma è un pezzo importante per guarire.

Quindi, come si fa a fare questa "archeologia emotiva"? Innanzitutto, prenditi il tempo di ascoltare le storie delle persone anziane della tua famiglia. Chiedi, esplora... a volte un piccolo dettaglio in una conversazione casuale può svelare un'intera eredità di emozioni. E poi c'è da mettere insieme i pezzi: "Oh, così è per questo che mio padre è sempre così nervoso". Ogni storia ha un indizio nascosto, un pezzo del puzzle emotivo della tua famiglia.

Infine, scopriamo l'impatto di questi traumi nascosti. A volte, non ti rendi conto di quanto **training** emotivo hai ereditato finché non vedi tutto scritto. Magari scopri che le tue difficoltà a fidarti delle persone derivano da qualcosa che è accaduto a tua nonna durante la guerra. Oppure ti rendi conto che il tuo atteggiamento perennemente sospettoso è una difesa appresa.

Da lì, si può iniziare a fare il lavoro di **guarigione** vero e proprio. Non si tratta solo di capire; è un passo verso la liberazione. Tracciare queste linee ti dà un'opportunità di interrompere i cicli negativi e iniziare una nuova tradizione di consapevolezza emotiva nella tua famiglia. È come riscrivere il copione, dando un nuovo finale alla storia che hai ereditato.

E così, capendo da dove vieni, hai la possibilità unica di scegliere un nuovo percorso. Non sarà una passeggiata, ma con ogni passo che fai, ti sentirai un pezzettino più libero, portatore di una nuova **eredità** dove il benessere ha un ruolo di rilievo—per te e per quelli che seguiranno.

Collegare le lotte attuali agli eventi passati

Quando parliamo di "**time collapse**" riferito al trauma, intendiamo quello strano fenomeno per cui gli eventi passati sembrano prendere vita nel presente. È come se il passato si infrangesse direttamente nel "qui e ora" e gli antichi ricordi assumessero un nuovo aspetto - uno disturbante nelle situazioni attuali. Queste vecchie ferite sembrano riaprirsi d'un tratto, trascinandoti emotivamente dentro quelle vecchie stanze buie dove hai vissuto quel dolore originario.

Ma come si manifestano esattamente questi "time collapse"? Immagina di avere una discussione accesa con un collega o un amico. Se l'intensità delle tue **emozioni** sembra spropositata rispetto alla situazione, potrebbe darsi che stai reagendo a un'eco del passato. Magari quell'angoscia non deriva proprio dall'oggi, ma viene da un episodio lontano nella tua infanzia - un abbandono, un'incomprensione, un tradimento.

Queste sono le echi emotive dei **traumi** familiari. Manifestazioni sottili, sì, ma persistenti. Possono influenzare la tua vita quotidiana - come quando metti fine a una relazione prematuramente perché temi che la storia si ripeta. Queste echi ti fanno rievocare vecchi scenari dolorosi. Noti subito rancore nel comportamento delle persone? Questo capita spesso quando porti dentro echi di antichi conflitti non risolti con i tuoi genitori. Anche patenti di insicurezza nelle decisioni lavorative... Possono risalire alla troppa critica ricevuta magari da bambino.

Ma questi segni sono preziosi. Poco a poco, riconoscerli ti permette di attribuire il giusto peso alle emozioni dell'oggi rispetto a quelle dovute solo al passato. È un lavoro di **investigazione** interiore.

Mettere in contesto le difficoltà attuali con la storia familiare apre una mappa di dove hai "ereditato" determinate reazioni. Non sei solo connesso biologicamente ai tuoi antenati, il loro bagaglio esperienziale vive in te. Dunque, qualità come impulsività o autogiudizio? Magari storie ripetute di abbandono nel tuo albero genealogico. Comprendere questa piena dimensione dei tuoi problemi ti aiuta a depersonalizzare - in parte, sai che quelle difficoltà nascono anche da dinamiche di altri tempi e altri luoghi, non c'è colpa personale né errore caratteriale ma una storia di reattività, paura e non risoluzione.

Supponi di vivere male un momento di crisi economica. Scavando nella tua storia di famiglia, scopri che i tuoi nonni hanno sofferto molto durante una guerra o una depressione economica. Ecco che il peso sui tuoi sentimenti si alleggerisce un po', riconosci che questi timori articolati non appartengono solo a te. Fa tutta la differenza tra sperimentare un inferno solitario e condividere la gravità con tutta la storia della tua famiglia.

Capisci, tradurre queste **eredità** in consapevolezza ti renderà meno vulnerabile alle ombre degli antenati. Ma richiede un lavoro continuo, meticoloso. Come un detective, devi raccogliere indizi – i racconti dei più anziani, leggere diari, parlare del perché alcune storie si ripetono, sprofondare nelle liste conosciute o semi-dimenticate dei familiari, identificare quei costanti che ora risuonano in alcuni tuoi turbamenti emotivi e ansie. Una volta acquisito il filtro giusto, potresti affrontare naturalmente certi conflitti senza più portare ulteriore peso.

In fondo, non è tanto diverso che riordinare una vecchia soffitta: tira fuori le cose sepolte nella polvere, riconosci dove si incastrano in quello che vivi oggi. Concediti la facoltà di contestualizzare quei vecchi oggetti. Così facendo... Riceverai uno sguardo più indulgente su te stesso e potrai affrontare il presente con nuove **consapevolezze** e rinnovata forza.

In Conclusione

Questo capitolo ha **illuminato** l'importanza di riconoscere e comprendere i modelli di **trauma** familiare. Abbiamo approfondito vari aspetti fondamentali per identificare e affrontare l'**eredità** emotiva che ci viene trasmessa attraverso le generazioni.

In questo capitolo hai visto come "l'eredità emotiva" può **influenzare** le tue risposte agli eventi della vita. Hai esplorato esempi comuni di schemi emotivi che possono indicare traumi ereditati, come **ansia** cronica o tristezza inspiegabile. Hai anche compreso l'importanza del "clima emotivo familiare" nel modellare le tue risposte emotive individuali e i meccanismi di coping.

Hai inoltre scoperto l'**impatto** dei segreti di famiglia e dei traumi non detti sulle generazioni successive. Hai imparato a creare "genogrammi emotivi" per visualizzare i modelli familiari e identificare i temi ricorrenti nel tempo.

Chiudiamo con un invito all'azione: metti in pratica ciò che hai appreso. **Riconoscere** e affrontare questi schemi può aprire la strada a un presente più sereno e un futuro libero dal peso emotivo del passato. Dai, ce la puoi fare! È il momento di prendere in mano la tua vita e **liberarti** da queste catene invisibili. Non sarà facile, ma ne varrà sicuramente la pena. Forza e coraggio!

Capitolo 4: Il Linguaggio del Trauma Ereditato

Hai mai pensato che le **emozioni** che provi quotidianamente potrebbero essere influenzate dai **traumi** vissuti dalle generazioni precedenti? L'ho scoperto solo dopo parecchi anni, e quello che ho trovato è stato sorprendente. In questa pagina ci concentreremo su qualcosa di molto personale e profondo. I tuoi **sentimenti**, i tuoi **comportamenti**... potrebbero non essere completamente tuoi. Quel che scoprirai potrebbe cambiare il modo in cui vedi la tua vita.

Parleremo del **vocabolario emotivo** e di quei temi ricorrenti che continuano a spuntare, quelli di cui non sai bene l'origine. E ci sarà anche spazio per guardare a quelle **credenze** che, senza rendertene conto, hai ereditato dai tuoi antenati. Inoltre, ci immergeremo nei **racconti di famiglia** nascosti, quella parte della storia che non è mai stata narrata apertamente.

Sei pronto a scoprire di più su te stesso e sul tuo **bagaglio emotivo**? Potrebbe essere un viaggio intenso, ma sicuramente illuminante. Preparati a mettere in discussione alcune delle tue convinzioni più radicate e a vedere la tua storia familiare sotto una nuova luce. Chi lo sa, potresti persino trovare le risposte a domande che ti sei posto per anni.

Decodificare il Tuo Vocabolario Emotivo Fondamentale

Hai mai notato come certe **emozioni** sembrano ripetersi nella tua vita quotidiana, come se non potessi mai scapparne? Come un disco rotto che suona la stessa vecchia canzone di frustrazione, tristezza o ansia. Questi temi emotivi ricorrenti potrebbero essere un segno di **traumi** ereditati.

Pensaci. Magari sei sempre ansioso in situazioni che coinvolgono autorità, o forse ti senti in colpa anche quando non hai fatto nulla di sbagliato. Potrebbe non riguardare solo te, ma delle "impronte emotive" lasciate da esperienze passate della tua famiglia. Queste impronte sono **modelli** emotivi che si tramandano di generazione in generazione, come cicatrici invisibili. È come se ereditassi non solo il colore degli occhi o la costituzione fisica, ma anche le ferite emotive.

La mappatura delle emozioni è uno **strumento** davvero utile per capirti meglio. Prendi un quaderno e inizia a tracciare le tue emozioni di ogni giorno. Puoi fare una lista semplice, ad esempio:

• Mattina: ansia mentre preparavi il caffè

• Pomeriggio: rabbia durante una riunione

• Sera: tristezza guardando un film

Fallo per una settimana e guarda se ci sono dei temi ricorrenti. Ma non fermarti qui. Chiediti anche se qualcuno nella tua famiglia presenta questi stessi schemi emotivi. Magari tua madre era sempre preoccupata o tuo nonno aveva problemi di collera. A volte è sorprendente vedere come certi modelli si ripetano.

Riflettiamo adesso sul concetto di "impronte emotive". Queste sono come i solchi scavati su un sentiero, tracciati dalle **emozioni** difficili vissute da qualcuno prima di te. Se i tuoi genitori o nonni hanno vissuto certe tensioni, probabilmente hanno lasciato un segno, una specie di traccia emotiva che può influenzare anche te.

Immagina un campo fertile. Così come un terreno può essere segno di vecchie colture superate da nuove, le tue emozioni possono contenere residui dei traumi antichi. Ecco perché è importante riconoscerli e affrontarli. No, non stiamo parlando di scavare nel passato solo per farti del male, ma di capirlo per poter finalmente liberartene.

Ma come puoi farlo in pratica? Qui ti aiuta la "Mappatura delle Emozioni". Ogni volta che noti un'emozione forte, annotala. Costruisci una rete, come una mappa geografica, per avere una vista complessiva delle tue esperienze emotive. Spiattella tutto sul foglio, non lasciarti condizionare da ciò che sembra insignificante.

Quando inizi a vedere i tuoi schemi emotivi, puoi cominciare a fare delle **connessioni**. Chiediti, ad esempio, se quella sensazione di ansia che provi nella folla potrebbe essere legata alla paura di tua madre per la sicurezza. O quella rabbia esplosiva senza motivo apparente somiglia un po' troppo al temperamento pieno di frustrazione di tuo nonno? Queste impronte non sono la tua condanna a vita; sono soltanto segnali che indicano un luogo dove iniziare a lavorare su di te.

Avendo fatto queste connessioni, torna col pensiero a te stesso. A cosa servono queste emozioni per te, oggi? Cosa cercano di dirti? Magari è una chiamata all'azione, o forse è solo un ricordo che devi ancora elaborare. Decodifichiamole non per restare bloccati in un ciclo infinito, ma per scrivere una nuova **storia**. La capacità di ascoltarti è l'inizio di tutto.

Identificare i Temi Ricorrenti nella Tua Vita

Hai mai notato come alcune **situazioni** tendano a ripetersi nella tua vita? Come se stessi girando in tondo, rivivendo le stesse dinamiche, anche con persone diverse. Magari ti senti bloccato in una serie infinita di circostanze sfortunate, o forse ti ritrovi sempre a fare certe scelte che sembrano portarti agli stessi risultati indesiderati. Bene, è possibile che queste ripetizioni abbiano radici nel **trauma** familiare.

Spesso, quando parliamo di "temi ricorrenti", ci riferiamo a quegli **schemi** di atteggiamento e comportamento che si manifestano più e più volte – quasi come un copione. E qui viene il punto interessante: questi copioni di vita non sono sempre originati da esperienze personali, ma possono essere influenzati dal trauma ereditato. Cercare di capire come identificare queste situazioni è un grande passo verso la **guarigione**.

Rifletti per un attimo sul concetto di "copioni di vita". Hai mai notato come certe persone sembrano finire sempre nella stessa storia, con solo dettagli leggermente diversi? Questi copioni possono essere modelli inconsci che segui senza rendertene conto. Ma da dove vengono? Spesso, provengono dai tuoi antenati e dalle esperienze archetipiche che ti sono state tramandate.

Immagina che i traumi vissuti dai tuoi familiari possano creare delle tracce nel vostro DNA emozionale. Proprio come un compositore scrive una sinfonia, il trauma familiare può orchestrare situazioni simili, ripetitive. Fondamentalmente, ti può programmare a seguire certi percorsi di **comportamento**. Ed è solo riconoscendo questi schemi che puoi finalmente iniziare a cambiarli.

Trasformare questi concetti in qualcosa di pratico non è sempre facile, ma una tecnica utile è certamente il "Monitoraggio dei Temi". Allora, come potresti fare? Puoi cominciare tenendo un **diario**. Parla delle tue giornate e sottolinea le situazioni che ti sembrano familiarmente ripetitive. Senza giudicare. Soltanto osserva e annota.

Fai una lista degli eventi e trova somiglianze. Magari scopri che ogni volta che inizi un nuovo lavoro, finisci per litigare con i colleghi esattamente nello stesso modo in cui fece tuo nonno con i suoi. O forse noti che ogni tua relazione sentimentale segue uno schema distruttivo. Scrivi tutto quanto.

Passando dai semplici resoconti giornalieri alla individuazione di veri e propri pattern, puoi trarre importanti intuizioni. Rileggendo le tue note, prova a trovare i punti in comune. Guarda nel passato – non solo il tuo, ma anche quello della tua famiglia. Qui puoi scoprire una mappa dei tuoi copioni.

La parte più importante è che questo processo deve essere gentile e non giudicante. Riconosci questi temi non per accusarti, ma per liberarti. Si tratta di capire da dove provieni per poter decidere dove vuoi andare.

Ecco l'esercizio del "Monitoraggio dei Temi":

- Inizia con un diario giornaliero.

- Scrivi gli eventi principali della tua giornata.

- Rileggi settimanalmente le tue note e cerca di individuare ripetizioni o temi ricorrenti.

- Probabilmente troverai abitudini di comportamento che ritornano, come l'evitare conflitti o farti carico sempre degli stessi problemi.

- Segna questi copioni e prova a risalire nella tua storia familiare, cercando un possibile legame con i trascorsi dei tuoi antenati.

Ricorda, tutto questo lavoro sulla **consapevolezza** non serve a trovare colpevoli, ma a portarti ad un livello di **comprensione** che ti permetterà di spezzare il cerchio e di creare nuovi schemi, più sani e consapevoli. So cosa stai pensando: uh che impresa! Ma fidati, è possibile. E non sei solo in questo viaggio.

Andando avanti, troverai sempre più facile identificare questi schemi e sarai in grado di fare scelte diverse, che non ti blocchino nei vecchi copioni. Ogni piccolo passo ti porta più vicino a un futuro libero da quei vecchi temi – uno in cui puoi scrivere tu stesso la tua storia.

Riconoscere le credenze e i comportamenti ereditati

Immagina di guardarti allo specchio e chiederti: "Sono realmente i miei **pensieri**, o li ho ereditati dalla mia famiglia?" Può essere difficile distinguere tra ciò che hai imparato da solo e ciò che hai assorbito inconsapevolmente dai tuoi genitori e nonni. Le **credenze** ereditate dal trauma familiare possono essere così radicate che le scambi per tue convinzioni personali. Spesso si manifestano attraverso le stesse paure, dubbi e schemi di **comportamento** che hanno segnato le generazioni precedenti. Come fare a riconoscere queste credenze? Inizia a osservarti con maggiore attenzione. Noti che hai la tendenza a reagire in modi che non capisci del tutto? Potrebbe essere utile farti queste domande: "Questa paura mi appartiene davvero? O è qualcosa che mia madre o mio padre hanno sempre avuto?"

Ma no, devi andare oltre. Ad esempio, potresti scoprire che temi fallire, anche quando non ci sono motivi logici per farlo. Questo può indicare che stai portando con te una **paura** che non hai sviluppato da solo, ma che è stata tramandata attraverso le esperienze traumatiche della tua famiglia. Una volta che inizi a mettere in discussione queste credenze, ti accorgi di quante di esse non sono davvero tue. E questo è il primo passo verso la liberazione.

E ora veniamo alla "trasmissione intergenerazionale dei meccanismi di coping", un concetto che può sembrare complesso, ma in realtà è semplice. Immagina che i meccanismi di coping siano come ricette di famiglia per gestire lo **stress** e le difficoltà. Questi meccanismi passano di mano in mano, di generazione in generazione. Se tua madre ha affrontato lo stress mangiando cibo spazzatura o tuo padre ha dato fuori di matto ogni volta che aveva un problema, è probabile che tu abbia imparato lo stesso. Questi metodi di coping diventano così radicati che li accetti come normali. E questo influisce sul tuo comportamento quotidiano senza che tu ne sia completamente consapevole.

In questo contesto, vale la pena cercare di identificare questi **meccanismi**. Poniti domande tipo: "Perché reagisco in questo modo quando sono sotto pressione? C'è forse un pattern che ho visto altre persone della mia famiglia seguire?" Passare da osservare i comportamenti nei tuoi familiari a riflettere sul tuo potrebbe aprirti gli occhi su quanto delle tue reazioni siano apprese piuttosto che innate. Alla fine realizzerai quanti strati ci sono da togliere per cominciare veramente a vivere libero da queste eredità emozionali.

Allora, passiamo a un aspetto pratico con la tecnica chiamata "Origine delle Credenze." Questo metodo ti aiuta a rintracciare le radici delle tue credenze fondamentali. È come fare un piccolo viaggio nella tua storia personale. Trova un momento tranquillo, prendi carta e penna e comincia a scrivere. Pensa a una **credenza** che senti spesso. Tipo: "Non sono abbastanza bravo" oppure "Devo sempre compiacere gli altri". Tira fuori i momenti storici, le memorie della tua infanzia, le frasi ricorrenti che i tuoi genitori dicevano. Scrivi tutto ciò che ti viene in mente a riguardo. Troverai pattern, connessioni e origini che non avevi mai considerato prima. È un modo per evidenziare dove queste credenze hanno avuto origine e capirle ti darà una nuova prospettiva.

Seguendo questi passi ti darai la possibilità di scoprire e guarire da queste credenze e comportamenti ereditati. Allontanati dai vecchi schemi e inizia a costruire una vita libera da questi pesi invisibili. Lavorare su questi aspetti richiede tempo e pazienza, ma con **consapevolezza** e pratica, puoi veramente crearti un futuro positivo senza i pesi del passato.

Svelare le narrazioni familiari nascoste

Hai mai pensato a come certe **regole** familiari siano non dette, ma profondamente radicate? Spesso, le **aspettative** che senti di dover soddisfare derivano da traumi che la tua famiglia ha vissuto, magari generazioni fa. Queste regole invisibili possono essere sottili, ma influenzano ogni aspetto della tua vita.

Le regole familiari potrebbero includere cose come "Non parlare dei tuoi sentimenti" o "Devi sempre essere forte". Magari, nella tua famiglia, mostrare la propria vulnerabilità è visto come una debolezza, un retaggio di un trauma passato. Riconoscerle è come decifrare un codice nascosto nelle tue interazioni quotidiane.

Proprio come queste forme di comunicazione silenziosa ti plasmano, anche i "**miti** familiari" svolgono un ruolo importante. Un mito familiare è una storia o una credenza che viene tramandata di generazione in generazione. Sì, questa narrativa spesso serve a spiegare o giustificare i comportamenti e gli atteggiamenti familiari.

Un esempio potrebbe essere "La nostra famiglia è sempre stata così". Questo tipo di affermazione suggerisce che certe risposte o atteggiamenti siano scritti nel destino familiare e che non possano essere cambiati. Ma questi miti non sono solo storie. Mantengono in vita i modelli di comportamento che si perpetuano nel tempo, magari derivando da un **trauma** mai risolto.

Quindi, come fai a scovare queste storie familiari? Un metodo efficace è l'esercizio che chiamo "**Esplorazione** delle narrazioni". Questo ti aiuta a scoprire ed esaminare le storie nascoste della tua famiglia e i loro impatti. Ecco come funziona:

Prendi carta e penna o, se preferisci, il tuo diario. Trova un momento tranquillo per dedicarti a questa attività senza interruzioni. Inizia scrivendo l'albero genealogico della tua famiglia. Annota tutte le informazioni importanti: nomi, date, eventi significativi. Pensa alle storie che hai sentito sulla tua famiglia. Quali eventi o persone sono ripetutamente menzionati? Ci sono storie che descrivono sacrifici enormi, vittorie strepitose o perdite dolorose?

Scrivi tutto quello che ti viene in mente, anche i dettagli che sembrano insignificanti. Spesso, i pezzi del puzzle si uniscono solo alla fine. Fai attenzione alle **emozioni** che queste storie evocano in te. Non stressarti troppo, ma prova a capire se senti un peso, una responsabilità, una paura radicata o una gioia particolare.

Una volta che hai tutte queste informazioni scritte, leggile attentamente e cerca di identificare i miti familiari sottostanti. Chiediti: "C'è un tema ricorrente? Un modello che vedo ripetersi con il tempo?"

Affrontando e riconoscendo queste **narrazioni** nascoste, non liberi solo te stesso, ma anche le generazioni che seguiranno. Creare **consapevolezza** sui miti familiari è il primo passo per rompere questi cicli e costruire un nuovo bagaglio emotivo, più positivo e libero da paura. Chiudendo gli occhi su queste storie ignote, rischi di mantenerti prigioniero del passato e delle sue ferite.

Parliamoci chiaro. Nessuno ha detto che sarà semplice infrangere queste barriere. Ma conoscenza e consapevolezza sono strumenti potenti.

Ecco, questa è la sfida: riconoscere le regole non dette, mettere in luce i miti familiari e attraverso l'esercizio di esplorazione, staccare queste storie dal tuo cuore, per unirti alla narrazione di un futuro migliore.

Inizia oggi.

In Conclusione

In questo capitolo, abbiamo esplorato il **vocabolario emotivo** radicato nei traumi familiari e come identificare i temi ricorrenti nella tua vita. Applicando questi concetti, puoi comprendere meglio le **emozioni** e i comportamenti che derivano dalle esperienze familiari passate. Questa conoscenza può aiutarti a trasformare le tue reazioni ed esperienze quotidiane.

Hai visto l'identificazione di temi emotivi ricorrenti nella vita di tutti i giorni che possono indicare **traumi ereditati**. Hai anche capito l'importanza delle "impronte emotive" e come riflettono i modelli di trauma familiare. Hai imparato la tecnica del "**Mapping delle Emozioni**" per tracciare e analizzare gli stati emotivi più frequenti.

Inoltre, hai scoperto come riconoscere situazioni di vita ripetitive radicate nei traumi familiari. Hai compreso gli "**script di vita**" e come sono influenzati dai traumi ereditati mediante l'esercizio "Tracking Tematiche".

Usando queste tecniche e conoscenze, puoi iniziare a vedere i temi ricorrenti nelle tue emozioni e **comportamenti** con occhi nuovi, dando così un senso alle tue esperienze. Non perdere l'occasione di mettere in pratica quanto hai appreso, trasformando la tua **consapevolezza emotiva** e creando una visione più positiva e arricchente della tua vita quotidiana.

Ricorda, questo è solo l'inizio del tuo viaggio di **scoperta personale**. Continua a esplorare, a riflettere e a crescere. Il tuo benessere emotivo è nelle tue mani, amico mio!

Capitolo 5: L'Approccio del Linguaggio di Base

Hai mai **pensato** a come il linguaggio che usi possa realmente **modellare** la tua vita? Io sì. In questo capitolo, mi troverai a esplorare concetti davvero **avvincenti**, cose che promettono di farti vedere la **comunicazione** da una nuova prospettiva. Quello che farai è semplice ma potente: capirai le tue **lamentele** più profonde e scoprirai i reali **significati** dietro le parole che usi ogni giorno.

Ti guiderò a identificare modi specifici di esprimerti e ti mostrerò come questi descrittori formano la tua realtà. Ad ogni passo, sarai incoraggiato a creare una mappa personale del tuo **linguaggio** di base, quasi come un viaggio interiore... La tentazione di perdersi negli abissi è molto allettante.

Alla fine, sarai sorpreso da quanto potrai **trasformare** il modo in cui interagisci con il mondo e con te stesso. Sei pronto per iniziare questa nuova scoperta personale?

Comprendere i Reclami Principali

Identificare i tuoi **reclami** più persistenti è fondamentale per capire i legami con i tuoi **traumi** familiari. Quante volte ti lamenti della stessa cosa, giorno dopo giorno? Quelle lamentele che sembrano non andar via? Magari ti accorgi di ripetere sempre che ti senti incompreso o che manchi di autostima. Questi sono indizi di qualcosa di più profondo. Spesso, possono derivare da modelli di comportamento ereditati dalla tua famiglia. Non parliamo solo di piccole frustrazioni quotidiane, ma di quei disagi che sembrano radicati nella tua personalità.

Come fai a distinguere tra reclami superficiali e problemi più profondi? Beh, inizia col pensare a quel tipo di lamentela che hai già sentito dai tuoi genitori o dai tuoi nonni. Ti senti spesso spinto in una certa direzione o ti trovi a reagire automaticamente in certi modi? Quando trovi un **pattern**, è probabile che ci sia un legame con il passato della tua famiglia. Chiediti: questo continuo lamentarsi cambia qualcosa? O è un circolo vizioso? Se ti rendi conto che le tue lamentele non portano a miglioramenti, è il momento di guardare più a fondo.

Passiamo a qualcosa di pratico. Se ti lamenti per situazioni enormi, potremmo chiamarli reclami radicati. Questi sono spesso connessi a **traumi** che risalgono a generazioni passate. Le piccole lamentele quotidiane, come essere nervoso per il traffico, non sono il punto, non avere fretta di identificarle. Ogni volta che senti una particolare insoddisfazione che non sparisce con il tempo, stai probabilmente guardando una cicatrice emotiva che va oltre il tuo vissuto personale e tocca le esperienze familiari.

Adesso, vediamo la tecnica del "**Diario** dei Reclami". Prendere nota dei tuoi reclami quotidiani può essere la chiave per scoprire schemi nascosti. La tecnica è semplice: tieni un diario e scrivi ogni volta che ti lamenti di qualcosa. Dopo un po' di tempo (settimane o mesi), torna indietro e rileggi quello che hai scritto. Vedrai dei pattern emergere. Può essere sorprendente notare quanto spesso ti lamenti delle stesse cose. Forse queste insoddisfazioni ti hanno accompagnato per anni, senza che te ne rendessi conto.

Nel tuo diario, puoi usare alcune domande per orientarti. Che cosa mi ha frustrato oggi? C'è un punto comune tra i miei reclami di questa settimana? Come mi sento quando mi lamento? Queste domande ti aiuteranno a diventare più **consapevole** dei tuoi schemi lamentosi. Questo è il primo passo per deprogrammarli.

Identificare e comprendere i reclami principali ti permette di andare alla radice del problema. Capire cosa ti disturba e riconoscere i pattern familiari ti offre l'opportunità di liberarti dal peso del passato. Vuol dire dare priorità al tuo **benessere**, abbandonando quei vecchi modelli che non ti servono più. D'altronde, chi vuole vivere una vita piena di rimpianti e insoddisfazioni?

Ma ricorda, lavorare sui tuoi reclami richiede **pazienza**. Non si cambia tutto dall'oggi al domani. Eppure, con ogni piccolo passo che fai, stai costruendo il tuo cammino verso una vita più serena. Scrivere nel "Diario dei Reclami" può essere uno strumento potentissimo per dare voce a quelle emozioni che, a volte, non sai nemmeno che esistano.

In definitiva, comprendere i tuoi reclami principali è una strada verso la **guarigione** delle tue ferite familiari. Non è facile, ma un reclamo alla volta, un abbozzo di diario alla volta, e un po' di introspezione, e vedrai progressi significativi. La chiave è essere consapevole e onesto con te stesso.

Identificare i Descrittori Chiave

Hai mai fatto caso alle **parole** che usi per descrivere te stesso e la tua vita? Le parole hanno molto potere. Identificare i descrittori chiave potrebbe sembrare una cosa semplice, ma le parole che scegli riflettono molto su quello che realmente senti e pensi. E allora... prova a fermarti e **ascoltare**. Quali parole usi di più per parlare di te stesso? Pensa a quelle frasi ricorrenti che dipingono la tua giornata, le tue emozioni, le tue esperienze.

Spesso, senza rendertene conto, ripeti alcune parole e frasi come fossero un disco rotto. "Sono sempre stanco," o "Sono troppo sensibile." Questi sono veri e propri segni di come vedi te stesso e di come rispondi a ciò che ti circonda. Uno degli esercizi più utili per capire questi descrittori è fare una "**Nuvola di Parole**". Sì, una di quelle dove metti giù tutte le parole che ti vengono in mente, poi vedi quali si ripetono di più. È come creare uno specchio fatto di parole.

Forse ti stai domandando perché tutto questo sia così importante. Beh, qui entra in gioco il concetto delle "**impronte linguistiche**". Ogni parola che usi - quelle che ripeti continuamente - lascia un'impronta nel tuo cervello, creando delle strade neurali che diventano, col tempo, delle autostrade. Quando leggi un libro o guardi un film, noti mai come certi personaggi usano determinate parole o frasi? Capisci molto di loro attraverso il linguaggio che scelgono. Lo stesso vale per te.

A volte queste impronte sono ereditate dai tuoi genitori - portano il peso di traumi, credenze, dolori passati. Ma prendendo **coscienza** del tuo linguaggio, puoi cominciare a cambiare queste tracce. Ed è qui che entra in gioco il nostro esercizio.

Prendi un foglio di carta e una penna, o meglio ancora, usa un'app per creare una "Nuvola di Parole". Inizia scrivendo tutte le prime parole che ti vengono in mente quando pensi a te stesso. Non censurarti. Scrivi tutto: dalle parole positive a quelle negative, e anche le più neutre. Una volta fatto, cerca di notare i pattern. Forse le parole "stanco," "ansioso" o "non amato" appaiono frequentemente. Queste sono le tue impronte linguistiche.

Una volta identificati i pattern puoi iniziare a cambiare il tuo modo di parlare di te stesso. Questa **consapevolezza** è il primo passo per liberarti dal peso delle parole ereditate e cominciare a costruire una nuova narrativa. Magari, potresti scoprire che quello che hai sempre pensato essere la tua "realtà" è in realtà una serie di convinzioni che ti sono state trasmesse.

E quando inizi a notare una piccola parola, magari puoi tentare di sostituirla con qualcosa di più positivo - o almeno neutro. Cambiare "Sono sempre stanco" con "Ho bisogno di riposo." Questo piccolo **cambiamento** comincia a creare un'impronta diversa.

Così facendo sarai capace di vederti sotto una nuova luce e di iniziare a distanziarti dalle parole cariche di eredità familiare, creando una nuova **realtà** più luminosa - senza sentirti in colpa per questo. È un processo graduale, uno al quale vale la pena dedicare del tempo.

Scoprire la Tua Frase Chiave

Allora, iniziamo con una cosa facile ma **profonda**: formulare una dichiarazione concisa che riassuma la tua paura o convinzione più intima. Suona complicato? Non lo è. Pensa ai momenti della tua vita in cui hai sentito qualcosa bloccarti, un timore che non ti lasciava andare avanti. Questa è la tua paura o convinzione più profonda. Quello che farai adesso è darle un nome.

Prendi un foglio e scrivi. Non deve essere un poema, qualcosa di semplice e diretto. Per esempio, "Non sono abbastanza", "Mi sento abbandonato", "Ho paura di sbagliare". Le parole devono venire dal cuore, sii più sincero che puoi. Non importa quanto sembri semplice, è la tua verità.

Ma perché è così importante, ti chiedi? Bene, questa frase chiave ti aiuterà a comprendere i modelli di **trauma** ereditati. Quelle convinzioni profonde che tieni dentro di te non sono arrivate dal nulla. Magari ti rendi conto che tua madre o tuo nonno avevano le stesse paure. È come un filo che si snoda attraverso la famiglia, legando le esperienze e i sentimenti di uno all'altro.

Prendiamo un attimo per collegare ciò che hai scritto alla tua **famiglia**. Pensa ai tuoi genitori, nonni o zii. C'è qualche somiglianza? Qualcosa che risuona? Inizi a vedere un pattern, uno schema, che si ripete? Questo è il valore della tua frase chiave. Non solo ti aiuta a esplorare te stesso, ma ti aiuta a vedere come erediti certi traumi e come puoi realmente rompere il ciclo.

Ecco come fare per raffinarti con la tecnica di "**Distillazione** della Frase". Un po' come distillare un liquore, eliminando ciò che non è essenziale e mantenendo il nucleo centrale del messaggio. Prendiamo la tua frase, "Non sono abbastanza". Prova a romperla in parti più piccole. Chiediti perché pensi così. Da dove viene questa idea? Ogni volta che pensi di essere arrivato alla radice, cerca di scendere ancora più in profondità.

Magari scopri che "Non sono abbastanza" si trasforma in "Ho sempre sentito di dover provare qualcosa". E forse provando ancora si scopre che è perché "Mio padre mi criticava sempre". E da lì potresti arrivare a "Ho **bisogno** di approvazione". Vedi come funziona? Andiamo sempre più vicino alla radice finché non arriviamo a una frase di potenza, qualcosa di veramente significativo.

Continua a lavorarci finché non arrivi a una frase che ti colpisce profondamente. Una volta che ce l'hai, è come avere una bussola. Ti aiuta a capire dove ti trovi e da dove vieni. Ma forse ancora più importante, ti mostra la direzione in cui devi andare per **guarire**, liberandoti dai traumi ereditati e costruendo un futuro migliore senza quei fardelli.

Ecco un esempio pratico; avevo una cara amica che una volta mi disse che continuava a sentirsi inutile. Con un po' di lavoro, la sua frase iniziale "Mi sento inutile" divenne "Non riesco mai a fare nulla bene", che poi si distillò ancora in "I miei genitori mi facevano sentire inadeguata", e infine "Mi serviva **rispetto** e non l'ho mai avuto". Vedendo questa realtà trasformata in parole, era come accendere una luce su una parte scura della sua vita.

Questa tecnica è davvero potente, non solo per te, ma anche per creare una **consapevolezza** di ciò che viene tramandato nella tua famiglia. Una piccola frase può aprire molte porte. E ricorda, più distilli, più forte diventa la tua comprensione. Adesso guardaci dentro e scrivi ciò che trovi.

Scoprire i Traumi Fondamentali

Capire come risalire il tuo linguaggio fondamentale agli eventi **traumatici** nella storia della tua famiglia non è facile. Ma è possibile. Tutto parte dal linguaggio che usi. Frasi ripetitive, **emozioni** che sembrano non avere un'origine chiara. Questi segnali possono essere "echi del trauma," che non sono altro che riflessi di esperienze passate.

Immagina di dover dare un nome a certe emozioni che senti spesso. **Paura**, rabbia, tristezza. Poi, senza troppe domande, chiediti da dove vengono. Potrebbero non nascere da ciò che stai vivendo ora, ma arrivare da storie che si tramandano da generazioni. Forse tuo nonno ha vissuto una guerra, una perdita. O magari c'è stata una grande rottura in famiglia. Eventi così segnanti lasciano delle tracce, dei veri e propri echi.

Questi echi del trauma si manifestano nel tuo linguaggio fondamentale. Magari usi spesso parole pesanti come "sempre" o "mai." Tipo "Non riesco mai a essere felice." O "Sarà sempre così." Parlando in questo modo, stai rievocando dei sentimenti antichi. Forse non tuoi, ma di chi ti ha preceduto. È un modo curioso per vedere come il passato influisce sul presente.

Esiste un metodo interessante per collegare il tuo linguaggio agli eventi passati: l'esercizio "**Tracciamento** del Timeline." Prendi un foglio e una penna. Scrivi una linea al centro del foglio. Sulla sinistra, metti gli eventi della tua vita, e vai indietro fino a cosa sai della vita dei tuoi genitori e nonni. Sulla destra, metti come questi eventi potrebbero avere influenzato il linguaggio che usi. Per esempio, tuo nonno ha fatto la guerra. Potresti scriverlo sulla sinistra e sulla destra mettere qualcosa tipo "Vivo sempre con la paura che succederà qualcosa."

Facendo questo esercizio, inizierai a vedere **connessioni**. Concretamente, vedrai come traumi e eventi stressanti si tramandano. Noterai magari una parola, una frase che hai sempre detto senza pensarci troppo su. Ora, hai uno strumento in più per capire da dove viene e come evitarla. Magari inizi a raccontartela diversamente.

Adesso che hai tracciato la tua timeline, prova a parlare di questi eventi, a voce alta o con chi ti fidi. Parlare è liberatorio, spazza via paure congenite. Vedrai che l'ombra del passato diventerà meno spaventosa se guardata alla luce del presente.

In definitiva, risalire il tuo linguaggio agli eventi traumatici del passato può dare alle parole una nuova **significanza**. Ti insegnerà anche a usarle con più cura, a scegliere come parlare al tuo presente non influenzato dal passato.

Seguire questi passi ti porterà sulla strada giusta. Una via che spesso è dolce-amara, ma quasi sempre liberatoria. Più conosci il passato, più sarà possibile allontanarsi dai suoi echi. Parlare di traumi familiari come fossero antiche storie ti farà apprezzare il **potere** che hai sulle tue parole, e sulla tua vita.

Metti in pratica l'esercizio, rifletti e racconta. Ti farà scoprire nuovi orizzonti, nuovi modi di sentirti libero dalle catene invisibili che ti collegano al passato della tua famiglia. Ecco come si inizia a scoprire e a rielaborare i **traumi** fondamentali.

Esercizio Pratico: Creare la Tua Mappa Linguistica di Base

Parliamo di come puoi iniziare a creare questa mappa linguistica che può aiutarti a capire meglio le tue ferite e i tuoi traumi. Cominciamo subito!

Prendi un foglio e, senza pensarci troppo, **scrivi** giù tutte quelle cose che ti infastidiscono o che ti fanno stare male nella tua vita quotidiana. Magari è il lavoro che non ti piace, le relazioni complicate, o quel senso di vuoto che proprio non riesci a spiegare. Butta giù tutto.

Per esempio, potresti scrivere che ti senti spesso non apprezzato o che hai la sensazione di non essere mai "abbastanza". Non giudicare quello che scrivi, lascia semplicemente che la penna scorra sul foglio. Questa lista di disagi è la base da cui partirai.

Ora, prendi ciò che hai scritto e fai un passo ulteriore per capire le radici di queste sensazioni e pensieri.

Leggi le tue lamentele una seconda volta e cerca di individuare quelle **parole** o frasi che compaiono più spesso. C'è qualcosa che ripeti di frequente? Magari dici sempre di sentirti "bloccato" o di vedere il futuro come "incerto". Oppure usi parole come "mai" o "sempre" in modo negativo: "Mai nessuno mi capisce" o "Sempre mi trovo in situazioni difficili".

Queste parole e frasi sono importanti perché riflettono il tuo linguaggio interiore. Essere consapevole di questi schemi verbali può offrirti una grande intuizione su come la tua mente affronta le situazioni.

Adesso che hai identificato queste parole chiave, è ora di condensarle in una sola frase che rispecchi ciò che senti più profondamente.

Prendi quelle parole e costruisci una **frase** che sia semplice ma significativa. Qualcosa che catturi la tua essenza emotiva in questo momento. Per esempio, potresti concludere con una frase del tipo: "Ho paura di non essere mai abbastanza" oppure "Mi sento sempre abbandonato".

Questa frase diventa la tua verità nucleare, il punto da cui partire per scoprire di più su te stesso.

Il passo successivo ti porta a esplorare dove possa avere origini questa frase così potente.

Adesso entra in scena la **storia** della tua famiglia. Pensa alle storie che ti sono state raccontate quando eri piccolo, agli eventi significativi che hanno avuto un impatto sui tuoi genitori, nonni e altri membri della famiglia. C'è un evento specifico, un trauma o una situazione ricorrente nella tua famiglia che risuona con la tua frase nucleare?

Per esempio, se la tua frase è "Ho paura di non essere mai abbastanza", puoi chiederti: c'è qualcun altro nella mia famiglia che ha vissuto o espresso una paura simile? Forse un genitore che si sentiva costantemente sotto pressione per ottenere risultati?

Infine, raccogli tutto questo in una mappa visiva che ti aiuterà a collegare tutti i pezzi.

Prendi un nuovo foglio e inizia a mettere su carta la tua **mappa**. Al centro, scrivi la tua frase nucleare. Attorno a essa, collega le parole e frasi ricorrenti che hai identificato. Disegna linee che conducono alle diverse lamentele che hai scritto.

Poi, traccia connessioni con gli **eventi** familiari che hai scoperto, creando una sorta di albero genealogico del tuo linguaggio emotivo. Questa mappa ti aiuterà a vedere graficamente come i tuoi disagi attuali si collegano a storie e traumi del passato.

Creare questa mappa richiede tempo e pazienza, ma alla fine avrai un potente strumento per cominciare a spezzare i cicli di **trauma** ereditati e liberarti dai pesi del passato.

In Conclusione

Arrivato alla fine di questo capitolo, è chiaro quanto sia **importante** riconoscere e capire la tua **linguistica** personale per affrontare i **traumi** familiari ereditati. Attraverso vari esercizi e tecniche, hai imparato come le **parole** e le frasi che usi quotidianamente possono rivelare molto di quello che ti porti dietro da generazioni.

In questo capitolo hai visto il metodo per identificare le **lamentele** più ricorrenti nella tua vita e il loro legame con i traumi familiari. Hai scoperto la differenza tra lamentele superficiali e problemi più profondi. Hai esplorato il "Diario delle Lamentele" come strumento per scoprire schemi nei tuoi dispiaceri quotidiani. Hai imparato a riconoscere le parole e le frasi chiave che usi per descrivere te stesso e la tua vita. Infine, hai capito il potere di formulare una frase concisa che riassuma le tue paure o **credenze** più profonde.

Applicare questi insegnamenti alla tua vita quotidiana può fare una grande differenza. Ogni lamentela, ogni parola ha il potere di raccontare una **storia** e svelare un trauma ereditato. Utilizza le tecniche imparate in questo capitolo per iniziare il tuo percorso di **guarigione**.

Ricorda che ogni viaggio verso il superamento dei traumi nascosti inizia con un piccolo passo. Hai gli strumenti, adesso è il momento di utilizzarli per creare un futuro migliore per te stesso e per le generazioni future.

Capitolo 6: Liberarsi del Bagaglio Emotivo

Ti sei mai chiesto perché alcune **emozioni** ti seguono come ombre? Non posso fare a meno di chiedermi come tanto del nostro **dolore** sia ereditato—più antico di noi stessi. In questo capitolo scoprirai **trucchi** che potrebbero cambiarti la vita. Sì, proprio tu. Perché lasciare il passato affollare il presente?

Partiamo riconoscendo il **tormento** che non è nato con te... ma ce l'hai dentro. Il senso di **colpa** che pesa come un macigno? Ti mostrerò come liberartene senza remore. A un certo punto dovrai prendere un respiro profondo e... **perdonarti**. Anche i tuoi antenati lo meritano.

E poi, cambiare le cose... creare nuovi **schemi** emotivi. Ti guiderò con rituali semplici ma potenti per liberare davvero quelle emozioni che ti trattengono.

Sei pronto? Allora guarda avanti e metti in pratica. Facciamolo insieme, passo dopo passo. È ora di **liberarti** da quel bagaglio che ti pesa e di iniziare a vivere più leggero.

Riconoscere il dolore ereditato

Forse hai notato delle **emozioni** ricorrenti che ti porti dietro. Un ciclo senza fine di tristezza o ansia, che sembra spuntare nei momenti meno opportuni. Spesso si tratta di **dolore** emotivo trasmesso di generazione in generazione. Sì, proprio così. Il primo passo è riconoscere e convalidare quel dolore. No, non sei "strano" o "troppo sensibile". Questo dolore ereditato è reale e merita la tua attenzione.

Per iniziare, ascolta le **storie** della tua famiglia. Chiedi ai tuoi genitori o nonni di raccontarti dei loro tempi, delle loro lotte. Potresti scoprire che i tuoi antenati hanno affrontato traumi profondi e mai risolti. Ogni famiglia ha i suoi racconti drammatici, segreti custoditi, dolori nascosti come ricordi piantati lì, sempre pronti a riemergere.

Anche nei momenti di silenzio, cerca quel filo che unisce le difficoltà di un tempo alla tua realtà. Vedere e accettare che ciò che senti non è solo tuo, ma è stato trasmesso, è fondamentale per liberartene. Non serve analizzare ogni minima cosa, ma concediti il permesso di sentire, di esistere con questo bagaglio.

Ma cosa succede quando ti rendi conto che il dolore che provi non è solo tuo? Ecco che entra in gioco il concetto di "**lutto ancestrale**". È la tristezza che ti porti dietro dai tuoi antenati, dalla loro sofferenza. Questa tristezza ha un impatto su come vivi oggi, influenzando come ti senti interiormente.

Il lutto ancestrale può manifestarsi in vari modi. Forse ti senti spesso triste senza motivo, o a disagio, irrequieto. Può anche diventare parte di come reagisci a certe situazioni, magari con una rabbia inspiegabile o una tristezza che non riesci a scrollarti di dosso. Capire questo legame con il passato ti aiuta a viverlo con più **consapevolezza** invece di lasciarti sopraffare.

Quindi, come si riconosce questo lutto ancestrale nella propria vita? Comincia con il darti la possibilità di riconoscere quei momenti in cui ti senti appesantito da qualcosa che non riesci a spiegare. Osserva i tuoi stati emotivi senza giudicarli, accettando che possano avere radici profonde.

Ora ci spostiamo su come materializzare tutta questa consapevolezza in azioni pratiche. Fare un "**Inventario**

dell'Eredità Emotiva" è un buon modo per organizzare i tuoi pensieri e sentimenti.

L'inventario è semplice da fare. Prendi un quaderno e inizia a catalogare i tuoi sentimenti ricorrenti. Segnali quando si presentano e prova a fare collegamenti con le storie familiari che conosci. Ecco qualche suggerimento per iniziare:

- Sentimenti che provi spesso.

- Emozioni forti senza una causa evidente.

- Situazioni in cui ti senti sopraffatto.

Includi nello scritto anche le storie ascoltate dalla tua famiglia, segnando i racconti di traumi, perdite o difficoltà che ti sono stati raccontati. Così, puoi iniziare a vedere un pattern emergere, portando luce su quegli schemi che hai ereditato ma non necessario dover vivere come un peso incontrollabile. Attraverso questo inventario, è possibile fissare un punto di partenza per il **cambiamento**.

Accorgersi della relazione tra i tuoi stati emotivi e le storie familiari è un passo liberatorio. L'importante è farlo con delicatezza e rispetto per te stesso e per le esperienze altrui. Riconoscere e catalogare il dolore ereditato è un potente modo di vedere finalmente la mappa del tuo passato **emotivo**.

Lasciarsi alle spalle il senso di colpa generazionale

Per cominciare, **sentirti** in colpa per traumi e modelli familiari ereditati da generazioni passate è un peso che non devi più sopportare. È come portare sulle spalle uno zaino pieno di pietre.

Sei davvero responsabile di ciò che è accaduto prima di te? Probabilmente no, quindi questo senso di colpa va lasciato andare.

Rilasciare il senso di colpa è un processo. Non è che un giorno ti svegli e tutto svanisce. No, ci sono strategie che puoi adottare per aiutarti a liberartene. Inizia con il riconoscere che il senso di colpa che senti è spesso sproporzionato rispetto alla tua reale responsabilità. Non hai scelto i traumi dei tuoi antenati.

Prova a usare **affermazioni** positive. Ogni volta che senti il peso del senso di colpa, dì a te stesso: "Non sono responsabile per gli errori del passato". Sembra semplice, ma queste parole hanno potere. Dire di no al senso di colpa, ripetutamente, può allentare la sua presa su di te.

Poi c'è la **scrittura**. Scrivi una lettera, non per inviarla, ma per lasciar andare quei sentimenti. Parla a te stesso o ai tuoi antenati, esprimi ciò che senti, senza giudizio. Lascia che sia il cuore a parlare. Una volta che hai messo tutto nero su bianco, sentirai come un fardello lascia lentamente le tue spalle.

Ora, è importante capire la "**responsabilità** mal riposta". Questo concetto si riferisce a situazioni in cui ti senti responsabile per cose che non puoi controllare. Succede spesso con i traumi generazionali. Ti senti colpevole per sofferenze che hai ricevuto in eredità, come se avessi potuto fare qualcosa per prevenirle.

Se ti chiedi "Perché io?", cercando di capire il perché di tutta questa sofferenza, è come cercare di risalire la corrente di un fiume in piena. Questo è il concetto di responsabilità mal riposta. Per esempio, se i tuoi nonni hanno vissuto in periodi difficili e tu hai ereditato qualche forma di stress o trauma, non è tua responsabilità riparare tutto. È come cercare di riparare un tè scaduto: inutile e dannoso per te.

Accettare questa realtà può darti un senso di liberazione. Pensa al concetto come a staccarti da una catena che ti imprigiona. Non è egoismo, è cura di sé. Immaginati libero da questo peso. Respira profondamente e lasciati andare.

Una tecnica potente è la **visualizzazione**. Prova la tecnica "Rilascio del Senso di Colpa". Siediti comodamente e chiudi gli occhi. Immagina di tenere in mano un oggetto che rappresenta il tuo senso di colpa ereditato - potrebbe essere un sasso, un pezzo di carta, qualsiasi cosa. Guarda bene quest'oggetto, riconosci cosa rappresenta per te.

Ora, immagina di camminare fino a un luogo che ti trasmette calma – può essere una spiaggia, una montagna, un campo fiorito. Quando arrivi, trova un punto dove sederti. Guarda ancora l'oggetto che hai in mano, respira profondamente, e quando ti senti pronto, concediti il permesso di liberartene. Lancia questo oggetto lontano da te, guardalo svanire. Senti la **leggerezza** che subentra.

Ripeti questa visualizzazione ogni volta che senti il peso del passato riemergere. Con il tempo, il processo di rilascio può diventare sempre più naturale e liberatorio. È un modo simbolico, ma potente, per dire addio al senso di colpa che non ti appartiene più.

Perdonare Se Stessi e i Propri Antenati

Perdonare te stesso e i tuoi antenati non è facile, ma è una parte essenziale del processo di **guarigione** emotiva. Pensa: attraverso il perdono puoi finalmente lasciar andare il dolore che hai tenuto dentro per anni.

Per sviluppare **compassione** per te stesso e per i tuoi antenati, ci vuole consapevolezza. All'inizio, potresti chiederti: "Perché dovrei perdonare i miei antenati per i loro errori?" Ma questa riflessione ti porterà ad accettare che loro, come noi, erano esseri umani che commettevano sbagli. Erano persone che, spesso, facevano del loro meglio con quello che avevano. Capire il contesto delle loro vite e le sfide che hanno affrontato può far emergere sentimenti di empatia.

Inizia da te stesso. Immagina quanta pressione ti metti per essere impeccabile. Ora pensa che i tuoi antenati abbiano vissuto la stessa cosa. Quando smetti di giudicarti così duramente, ti rendi conto che i tuoi errori sono parte dell'essere umano. Le brutte esperienze passate non valgono quanto le bellissime **memorie** che puoi creare. Concentrati sulle esperienze positive, su come vuoi essere oggi e nel futuro.

Poi, considera una nuova prospettiva sul ruolo del perdono nel rompere i cicli del **trauma** generazionale. Può sembrare impossibile spezzare un ciclo esistito per generazioni, ma il potere del perdono può attenuare queste ferite profondamente radicate. Perdonare non significa dimenticare né giustificare, ma liberarsi dal fardello. Pensa a una catena spezzata, dove ogni anello rappresenta una generazione. Il perdono è l'atto di sciogliere questi anelli rigidi che ci vincolano al passato.

Ecco la parte più interessante: l'esercizio di scrittura della "Lettera del Perdono Ancestrale". Prendi carta e penna o apri un documento sul computer, l'importante è mettere i pensieri per iscritto. Inizia con un saluto sentito, tipo "Cari antenati, voglio parlarvi col cuore." Continua spiegando cosa ti ha fatto soffrire. Potresti scrivere: "Mi avete lasciato un'**eredità** di dolore e paura, e questo mi ha segnato profondamente."

Ora, esprimi comprensione. Scrivi: "So che avete fatto quello che potevate con quello che avevate. So che spesso siete stati anche voi vittime delle circostanze." Poi arriva il perdono, dolce e liberatorio: "Vi perdono per le difficoltà che mi avete trasmesso. Scelgo di essere libero da questo dolore."

Infine, concludi con un messaggio di pace: "Auguro **serenità** a voi e a me stesso. Che questo ciclo di sofferenza si concluda qui, oggi."

Ecco fatto. Attraverso questo processo puoi trovare una sensazione di leggerezza e **speranza**. Lascia che questa comprensione guidi il resto del tuo percorso di guarigione. Passando oltre piccoli, ma importanti, gesti di perdono offrirai a te stesso pace e guarigione che riverberano anche nel tuo passato e in quello delle generazioni future.

Creare Nuovi Modelli Emotivi

Parlare di come scegliere e **crescere** nuove risposte emotive per liberarti dei vecchi schemi è un po' come fare giardinaggio... invece di lasciare le erbacce crescere, scegli con cura quali fiori piantare e te ne prenderai cura. Non è facile all'inizio, ma con il tempo diventa naturale come respirare.

Per coltivare nuovi modelli emotivi, comincia con **osservare** come reagisci alle situazioni. Magari ti accorgi che davanti a un critico, ti senti subito agitato. Questo è un modello ereditato. Riconoscerlo è il primo passo per cambiare. Prendi nota di quando e come succede, in un diario o anche solo nella tua testa. Una volta chiari i momenti, puoi decidere che vuoi reagire diversamente. Scegli una risposta diversa, meno carica emotivamente, più calma.

Passiamo al concetto di **riprendimento** emotivo. È un termine che suona un po' tecnico, ma in realtà è semplice. Significa imparare di nuovo a sentire le emozioni in modo diverso. È come se riscrivessi il copione della tua vita, scena dopo scena, dando nuovi finali alle vecchie storie. E nel farlo, guarire dal trauma familiare.

Per fare questo, devi allenarti a sentire le tue **emozioni** senza giudicarle. Lascia che arrivino e sii curioso, non critico. Chiediti: "Perché mi sento così?" e "Come posso rispondere in modo positivo?". Questo ti aiuta a non farti sopraffare e ti offre uno spazio per scegliere un'altra via. Ripetilo, migliorerai con la pratica.

Imparato il concetto di riprendimento emotivo, possiamo parlare della tecnica "**Interruzione** del Modello". Questo serve a rompere le solite reazioni emotive che viaggiano su pilota automatico. Facciamo un esempio: immagina di sentirti sempre in colpa quando qualcuno ti fa una critica. La prossima volta, fermati un momento, prendi un respiro profondo. Questo è fare un reset.

Ora, prova qualcosa di diverso. Al posto di sentirti in colpa, cerca di vedere la critica come feedback utile. Potrebbe essere difficile all'inizio, ma con la pratica diventa sempre più agevole. Un passo dopo l'altro, inizi a rispondere in modo meno ansioso e più rilassato.

Metti tutto insieme. Quindi, **osservazione**, riprendimento emotivo e interruzione del modello sono tutte parti di un unico obiettivo: costruire nuove risposte emotive. Ripetendolo giorno dopo giorno, creerai un terreno fertile per risposte emotive positive e meno guidate dai traumi o dalle abitudini ereditate.

E ricorda, non è una gara; è un **processo**. Richiede pazienza e autocompassione. Come ogni cosa nella vita, le grandi **trasformazioni** avvengono passo dopo passo. Oggi decidi di sentire emozioni diverse, domani ti trovi a rispondere in modo diverso. Continuando così, un giorno scoprirai di vivere una vita più leggera e meno carica di vecchi fardelli.

Esercizio Pratico: Rituale di Liberazione Emotiva

Vuoi **liberarti** di quella zavorra emotiva che ti porti dietro da tanto tempo? Bene, cominciamo con un rituale semplice ma potente. Prima di tutto, hai bisogno di un posto adatto. Un luogo solo tuo, dove ti senti completamente al sicuro e tranquillo. Potrebbe essere il tuo angolo preferito della casa, il giardino o anche una stanza con una buona luce.

Per iniziare, crea uno spazio tranquillo e sicuro. Spegni il telefono, chiudi la porta e, se vuoi, metti un po' di musica rilassante. Oppure, rimani in silenzio totale, come preferisci. L'importante è che questo spazio rispecchi te e solo te, senza distrazioni esterne. Sei pronto?

Fantastico. Ora che hai creato il tuo spazio, è il momento di tirare fuori carta e penna.

Prendi piccoli pezzi di carta e scrivi su ciascuno i **modelli emotivi** ereditati che desideri rilasciare. Potrebbero essere cose come "paura del rifiuto" o "bisogno di approvazione". Ricordati che non serve scrivere romanzi, poche parole sono sufficienti. Ogni pezzo di carta rappresenta qualcosa di specifico che vuoi lasciar andare.

Fai una pausa e guarda i pezzetti di carta che hai scritto. Ti senti già meglio solo a leggere quelle parole, vero? Bene, andiamo avanti.

Adesso arriva la parte interessante. Accendi una candela o crea un piccolo **fuoco** contenuto. Se opti per la candela, assicurati solo di essere in un luogo ventilato e soprattutto sicuro. Non vogliamo altri problemi, giusto?

Perfetto. Con la candela accesa o il fuoco pronto, raccogli uno dei pezzi di carta. Leggi ad alta voce il modello emotivo che hai scritto. Riconosci da dove viene, magari un tratto ereditato dai tuoi genitori o una lezione dura che hai imparato nella vita. Rifletti sull'impatto che ha avuto su di te, ma ora sei pronto a **liberartene**.

Procediamo con lo step catartico: brucia o strappa quel pezzo di carta. Vedere quel modello emotivo dissolversi nel nulla è estremamente liberatorio. Continua con tutti i tuoi pezzi di carta, uno ad uno.

Bene. Dopo aver bruciato o strappato tutti i pezzi di carta, è il momento di riempire il vuoto con qualcosa di positivo. Pronuncia un'**affermazione** positiva o imposta una nuova intenzione. Qualcosa del tipo: "Accetto solo amore e rispetto" o "Lascerò che la mia vera voce risuoni forte." Non serve leggere un libro di autostima, l'obiettivo è essere sinceri con te stesso.

Per chiudere il rituale, prenditi un momento di silenzio o **medita**. Respira profondamente e sentiti leggero, come se un peso fosse stato sollevato dalle tue spalle. Lascia che questo momento ti rilassi e chiuda il cerchio.

Hai fatto davvero un bel lavoro! Come ti senti? Probabilmente un po' più libero, giusto? Questo semplice ma potente **rituale** può essere ripetuto ogni volta che senti il bisogno di lasciar andare **emozioni** tossiche. Buon rilascio emotivo!

In Conclusione

In questo capitolo abbiamo **esplorato** come affrontare ed elaborare il dolore ereditato dalle generazioni precedenti per potersi finalmente liberare dal **peso emotivo** che spesso ci portiamo dentro. Hai imparato diverse **strategie** per gestire e rilasciare queste emozioni negative, nonché modi per creare nuovi schemi emotivi più sani.

Hai visto l'importanza di **riconoscere** e validare il dolore emozionale ereditato. Abbiamo analizzato il concetto di "dolore ancestrale" e come esso **influisce** sul tuo stato emotivo attuale. Hai imparato a fare un "Inventario dell'Eredità Emozionale" per catalogare i modelli emotivi ereditati.

Ti sono state presentate **tecniche** pratiche per rilasciare il senso di colpa associato ai traumi familiari e ai modelli ereditati. Inoltre, hai scoperto **strategie** per perdonare te stesso e i tuoi antenati nel processo di **guarigione**.

Ora che hai assimilato tutto questo, metti in pratica i consigli di questo capitolo per liberarti dai vecchi schemi emotivi e creare così una vita più luminosa e serena per te e per le generazioni future. La tua decisione di agire su ciò che hai letto farà la differenza nella tua **crescita** personale!

Capitolo 7: Guarire il Bambino Interiore

Hai mai sentito quella **voce** dentro di te che sembra provenire da molto tempo fa, come se parlasse un bambino? Io sì. Sai, quel **bambino** interno è ancora lì, aspettando di essere ascoltato. In questo capitolo, ti avvicinerai a una parte di te che forse hai trascurato, ma che ha tanto da raccontare. Sono qui per **guidarti** in questo viaggio.

Ti prometto che alla fine di queste pagine ti sentirai diverso, come se avessi scoperto un **tesoro** nascosto nel tuo cuore. Affrontare le **ferite** del passato, imparare come **nutrire** te stesso, e costruire quella forza che forse non sapevi di avere – sono tutte cose che affronteremo insieme qui. Ti assicuro che le **tecniche** che vedremo, non solo ti daranno sollievo, ma ti renderanno anche più forte. Prepara il cuore, amico mio, perché stai per riscoprire un pezzo **fondamentale** di te stesso.

Riconnettersi con il proprio Sé più giovane

Quando vuoi riconnetterti con il tuo sé più giovane, è importante iniziare **identificando** i diversi stadi della tua infanzia. Puoi suddividere i tuoi anni di crescita in periodi, come la prima infanzia, i primi anni scolastici e l'adolescenza. Ogni stadio ha **esperienze** uniche che hanno contribuito a formare chi sei oggi.

Una volta suddivisi gli stadi, prenditi un momento per **riflettere** su ogni periodo. Chiediti: "Che cosa ricordo di questo periodo della mia vita? Quali emozioni prevalevano?". Prova a immaginarti come eri allora, concentrandoti sulle immagini mentali, gli odori e i suoni di quei tempi. Annotati tutto quello che ti viene in mente. Questo ti aiuterà a visualizzare e connetterti veramente con quel momento specifico del tuo passato.

Immagina di guardare un vecchio album fotografico. Questa semplice attività può **risvegliare** ricordi e sentimenti dimenticati. Guardando foto di te da bambino potresti riconnetterti con emozioni che non sapevi nemmeno di portarti dietro. In questo modo, partecipi da vicino a diversi capitoli della tua vita, riscoprendo sensazioni e pensieri di quei giorni.

Ma perché collegarsi a queste diverse versioni di noi stessi è così cruciale? Questo ci porta al concetto di "lavoro sul bambino interiore".

Il "lavoro sul bambino interiore" è l'idea che ogni adulto porti dentro di sé le **esperienze** dell'infanzia. Premi o trai gioia da vecchi momenti e affronta il dolore di antiche ferite emotive. Essenzialmente, i traumi vissuti nell'infanzia spesso restano con noi e influenzano il nostro modo di vedere il mondo e di reagire alle situazioni.

Ti sei mai chiesto perché certe situazioni ti mandano in tilt o perché hai difficoltà a relazionarti con alcune persone? Spesso, la risposta si trova nelle **esperienze** del bambino che eri. Riconoscere, accogliere e guarire queste parti di te ti permette di liberarti dei bagagli emotivi del passato. È come se dessi al tuo bambino interiore il permesso di esprimersi, curando ferite rimaste aperte troppo a lungo.

Per aiutarti a lavorare con il tuo bambino interiore, una tecnica molto utile è la visualizzazione della "Regressione all'età". Questa tecnica ti permette di rivivere mentalmente i ricordi dell'infanzia, esplorando emozioni e situazioni che risalgono a quei tempi.

Chiudi gli occhi e respira profondamente. Immagina di essere in una stanza tranquilla e sicura. Davanti a te hai un corridoio lungo con delle porte. Ogni porta rappresenta un'età diversa della tua infanzia. Scegli una porta e aprila. Cosa vedi dall'altra parte? Entra in quella stanza mentale e lascia che le immagini e le sensazioni vecchie vengano a te.

Puoi anche interagire con la versione giovane di te stesso. Chiedi al bambino o all'adolescente cosa sta sentendo, cosa provava in quei momenti. Ascolta senza giudicare. Prenditi il tempo per accogliere quelle emozioni, sia belle che brutte. Sentirai un sollievo quando il tuo io più giovane si sentirà ascoltato e compreso.

Con queste tecniche, inizia un viaggio dentro te stesso. Ogni momento, anche solo rivivere piccoli frammenti d'infanzia, crea **connessioni** tra il te di ieri e di oggi. Ti aiuteranno a farti guidare navigando quelle emozioni passate, permettendoti così di **crescere** come persona.

Affrontare le Ferite dell'Infanzia

Cominciare a capire e **riconoscere** i traumi dell'infanzia è il primo passo per guarire. Spesso, quello che hai vissuto da bambino può lasciare marchi nell'anima. Non sono facili da vedere, ma si manifestano in vari modi. Può essere utile avere qualche strategia per capire esattamente come questi traumi si mostrano e come puoi iniziare a lavorarci.

Prenditi un momento per **riflettere** sulla tua infanzia. Non è semplice, lo so. Ma è fondamentale. Pensa ai momenti in cui ti sei sentito trascurato o ferito. Questo è importante perché, per guarire, devi prima riconoscere il problema. Usa piccoli segnali, come emozioni intense o reazioni esagerate a situazioni comuni, per individuare dove sono nascosti i vecchi dolori.

Avverti spesso una sorta di peso incontrollato quando ti trovi in certe situazioni? Questa potrebbe essere una spia. Se da bambino hai vissuto trascuratezza, crescerai con un senso di **insicurezza**. Devi capire dove queste cose affiorano nella tua vita quotidiana. La guarigione inizia dal riconoscere. È un percorso fatto a piccoli passi, ma fondamentali.

Vediamo come queste ferite si riflettono sul tuo comportamento da adulto. Il **trauma** dell'infanzia può influenzare profondamente le tue relazioni. Non sempre in modo evidente. Magari, trovi difficoltà a fidarti degli altri. O forse, hai sempre bisogno di approvazione. Non è colpa tua, te lo garantisco. Sono risposte a vecchi dolori.

Immagina una situazione in cui perdi facilmente il controllo, o magari ti senti inutilmente geloso con la tua partner. Sono segnali chiari che qualcosa nel passato sta influenzando il presente. Le ferite dell'infanzia possono far sì che tu crei barriere attorno a te, isolandoti o, al contrario, cercando troppo conforto negli altri.

Passiamo a un'attività pratica chiamata "**Mappatura** delle Ferite". È come una guida per aiutarti a vedere e capire i punti critici della tua infanzia. Prendi carta e penna, o apri una nota sul tuo telefono.

Mappatura delle Ferite

• Scrivi giù tre momenti della tua infanzia che ti fanno ancora male quando ci pensi. Può essere semplice come sentirsi ignorato o più difficile come una discussione familiare accesa.

• Rivedi ciascuno di quei momenti singolarmente. Chiediti cosa provavi esattamente e perché.

• Poniti una domanda importante su ogni momento: "In che modo questo ha influenzato il mio comportamento?".

- Segna possibili schemi o connessioni tra quei momenti e il presente. Magari, hai notato che tendi a evitare certe situazioni o persone per non rivivere quelle emozioni.

- Infine, cerca di capire cosa serve oggi per sentirti al sicuro. Che sia trovare nuovi modi per fidarti delle persone o prenderti realmente i tuoi spazi.

Queste strategie possono sembrare banali, ma sono punti di partenza. È costruire la tua mappa personale di **guarigione**. Un passo alla volta, inizi a vedere come le ferite dell'infanzia si intrecciano con la vita odierna e come le loro ombre influenzano ancora le tue scelte e relazioni.

La conclusione di ogni esercizio è pavimentare il nuovo sentiero del tuo **futuro**. Fare spazio per una versione di te stesso libera dal peso del passato. Con calma, puoi affrontare ogni ferita, guarirla e costruire una vita più positiva e serena. Ogni piccolo progresso conta, e ogni consapevolezza ti porta più vicino a vivere senza il fardello di pesi non tuoi.

Tecniche di Rigenitorialità per l'Auto-Nutrimento

Per prima cosa, è importante sviluppare una **voce** interiore che ti nutre, una sorta di contrasto ai messaggi negativi assorbiti durante l'infanzia. Sai, quei messaggi che, anche se non ti piacciono, finiscono per radicarsi nella tua mente e influenzare le tue azioni e pensieri. Crearsi una voce interiore positiva richiede tempo e **pazienza**.

Immagina di iniziare la giornata dicendoti: "Sei bravo, puoi farcela!" ogni volta che ti senti in difficoltà. È un processo continuo, come l'annaffiare una piantina ogni giorno. E con il tempo, questa voce comincerà a crescere e diventare sempre più forte, soppiantando quelle vecchie influenze negative. Ecco qualche suggerimento:

• Parla con te stesso come faresti con un amico caro.

• Fai caso ai pensieri negativi e sostituiscili subito con frasi positive.

• Ripeti affermazioni quotidiane come "Merito amore e rispetto."

Parlando della tua voce interiore, mi viene spontaneo introdurre il concetto di "**auto-genitorialità**". Ma cos'è esattamente? In poche parole, si tratta di prenderti cura di te come farebbe un bravo genitore. Devi diventare un genitore per te stesso, prendendoti cura delle tue emozioni, esigenze e **sogni**.

L'auto-genitorialità è fondamentale per guarire dai **traumi** familiari. Quando le tue esperienze passate hanno creato ferite profonde, sei tu che devi prendere l'iniziativa e sanarti. Non aspettare più qualcuno che ti dica cosa fare o come sentirti, fallo da solo! Essere proprio tu a prenderti cura di te stesso è liberatorio e dà un grande senso di autonomia.

E come si fa? Funziona così:

• Ascolta ciò di cui hai bisogno e offritelo, come faresti con un bambino per il quale sei responsabile.

• Concediti momenti di riposo e piacere, senza sensi di colpa.

• Stabilisci dei limiti per proteggere il tuo benessere.

Contra il flusso della giornata, commutando dagli aspetti più filosofici a esempi e tecniche pratiche, un'altra tecnica utile è il "**Dialogo** Interiore". In pratica, parli con te stesso e ti dai il supporto emotivo di cui hai bisogno. Non pensi sia strano? Non lo è affatto. Inizia con un semplice dialogo, come questo:

• "Hai fatto un buon lavoro."

- "Anche se è stata una giornata dura, sono fiero di te."

Questi piccoli aggiustamenti possono fare una grande differenza nel tuo **benessere** emotivo.

Ecco un esercizio semplice per praticare il Dialogo Interiore: ogni sera prima di andare a letto, fai un riepilogo della giornata e cerca almeno tre cose positive che hai fatto. Può anche essere qualcosa di piccolo. Scrivile e ringraziati per ogni sforzo. Non ci crederai, ma a lungo andare sentirai una trasformazione.

Recapitolando quanto detto sopra: sviluppare una voce interiore nutriente, praticare l'auto-genitorialità, e utilizzare il "Dialogo Interiore" sono strumenti potenti nella **guarigione** dai traumi familiari.

Iniziamo a mettere in pratica tutto ciò che abbiamo imparato finora. Potresti sentirti un po' sciocco all'inizio, ma fidati, funziona. Quando inizi a trattarti con più gentilezza e compassione, i risultati saranno tangibili, te lo assicuro.

Continua a sperimentare e perfezionare queste tecniche, è tutto parte del cammino. L'auto-genitorialità è un'abilità che si costruisce con il tempo, come ogni altra. Restare positivo e persistente è la chiave.

E, davvero, stai facendo un ottimo lavoro – ogni piccola cosa conta.

Costruire la resilienza del bambino interiore

La **resilienza** emotiva del bambino interiore è fondamentale per guarire le ferite del passato. A volte ti dimentichi che il tuo bambino interiore ha bisogno di altrettanto sostegno come un vero bambino. **Rafforzare** la sua resilienza può sembrare difficile, ma ci sono alcune strategie semplici e pratiche che possono fare una grande differenza. Per esempio, alcune tecniche includono parlargli, scrivergli lettere e coccolarlo con parole gentili. In sostanza, stai cercando di costruire una relazione con la parte più **vulnerabile** di te stesso e dargli la forza per affrontare situazioni emotive complesse.

È essenziale essere sempre gentile con quei sentimenti e riconoscere le **emozioni** che emergono. La chiave è trattarli come faresti con un buon amico. Puoi anche usare affermazioni positive. Cose come "Sono abbastanza", "Sono amato" e "Merito il meglio". Ripeterle quotidianamente può aiutare il tuo bambino interiore a sentirsi più sicuro e forte.

Ora, passiamo a un concetto interessante: il "**nutrimento retroattivo**". Ne hai mai sentito parlare? È il processo di guarire dalla trascuratezza emotiva del passato non attraverso il presente, ma dando a te stesso quelle cose che non hai ricevuto da bambino. Figo, vero? Questo può essere semplice come immaginare te stesso da piccolo e dargli ciò di cui aveva bisogno allora. Magari una parola di conforto, un abbraccio immaginato, oppure un compagno di giochi immaginario.

Ecco un esempio pratico: chiudi gli occhi e immagina te stesso da bambino. Visualizza quella versione di te in difficoltà per qualcosa. Potrebbe essere una cosa piccola, come la paura del buio, o grande, come sentirsi solo. Ora, da adulto, avvicinati e offri conforto, giocattoli per giocare con la tua versione bambina. Passa del tempo con quel ricordo, dai voce alle necessità di quell'età. Questo aiuta ad annullare il senso di trascuratezza che potresti aver provato.

Introduciamo la **visualizzazione** "Costruzione della Resilienza". Quella può davvero fare la differenza! Inizia trovando un posto tranquillo dove non sarai disturbato. Siediti comodamente, chiudi gli occhi e respira profondamente. Visualizza un mondo interiore dove tutto è sicuro. Lì puoi costruire ciò che vuoi... forse una casa accogliente, un giardino fiorito, o magari un albero robusto dove il tuo bambino interiore può arrampicarsi. Non ci sono limiti. Ogni dettaglio è pensato per dare quella sensazione di benvenuto e protezione.

Con questa visualizzazione puoi creare uno spazio dove il tuo bambino interiore può rifugiarsi ogni volta che si sente fragile o triste. È come costruire una base sicura dentro di te: questo luogo è carico di positività ed è uno spazio che puoi visitare ogni volta che ne hai bisogno. Si tratta di rassicurare quel bambino che tutto andrà bene e che ha un posto sicuro dove adattarsi.

È importante mantenere viva questa pratica, in modo che diventi una seconda natura. Riguardala quando puoi, raffina i dettagli del tuo mondo sicuro e torna a trovarlo regolarmente. Con il tempo, troverai che il tuo bambino interiore diventerà più forte e **resiliente**, pronto ad affrontare ogni evento con maggiore **sicurezza**.

Esercizio Pratico: Dialogo con il Bambino Interiore

Inizia quest'**avventura** interiore trovando un posto tranquillo e comodo. Chiudi gli occhi e scegli quel luogo dove ti senti veramente a tuo agio, che sia una poltrona soffice o il tuo angolo preferito del divano. Lascia che ogni suono esterno si allontani, entrando in uno stato di calma e **rilassamento**.

Ora, **visualizza** il tuo bambino interiore a una specifica età o fase. Pensa a un momento significativo per te, magari un ricordo felice dell'infanzia o un periodo difficile che ancora ti tormenta. Crea un'immagine mentale chiara: come appare? Che vestiti indossa? Cercare di vedere ogni dettaglio può aiutarti a rendere questa visualizzazione più reale e tangibile.

Adesso, inizia un **dialogo** mentale, chiedendo al tuo bambino interiore di cosa ha bisogno. Parlaci come faresti con un amico che ha bisogno di conforto. Chiedigli semplicemente: "Di cosa hai bisogno?" oppure "Come ti senti?" Sii gentile e aperto, senza giudizi.

Ascolta e rispondi con compassione e comprensione. Immagina le risposte del bambino, che potrebbero essere illuminate da ricordi o semplici sensazioni. Potresti sentire tristezza, paura, oppure felicità, desideri. Qualunque sia la risposta, accoglila. Rispondi con parole rassicuranti e amorevoli, proprio come avresti voluto ti fosse stato detto da bambino.

Offri **conforto**, supporto e rassicurazione al tuo bambino interiore. Digli che va bene sentirsi così, che è amato e al sicuro. Puoi usare frasi come: "Sono qui per te," oppure "Vai bene così come sei." Questi piccoli gesti di conforto possono fare una grande differenza.

Visualizza un abbraccio col tuo bambino interiore, unendo passato e presente. Immaginati di accoglierlo fra le tue braccia, sentendo un legame particolare che colma il divario tra il tuo sé passato e quello presente. Questo gesto simbolico può aiutarti a integrare quelle parti fragili di te stesso nella tua attuale personalità.

Infine, apri gli occhi e **scrivi** nel diario sull'esperienza e le intuizioni ottenute. Annota tutto ciò che hai visto, sentito, e le emozioni che sono emerse durante questo esercizio. Non serve essere un grande scrittore; basta essere onesto con te stesso. Questo ti aiuterà a fare tesoro di ciò che hai imparato e a vedere con più chiarezza il percorso di guarigione che stai seguendo.

Ora dovresti avere una comprensione più profonda del tuo bambino interiore, e anche se non puoi risolvere tutto in un singolo esercizio, questo è un ottimo punto di partenza. Ricordati che la tua piccola parte interiore è sempre lì, pronta a essere ascoltata e amata proprio come merita.

In Conclusione

Questo capitolo è stato un **viaggio** profondo nel processo di **guarigione** del nostro bambino interiore. Abbiamo esplorato varie tecniche per riconnetterci con il nostro sé infantile e affrontare le ferite dell'infanzia. È un percorso che richiede **pazienza** e comprensione, ma è fondamentale per vivere una vita adulta più appagante e sana.

In questo capitolo hai visto quanto sia importante identificare e connetterti con le diverse fasi del tuo sé infantile. Hai scoperto cos'è il "lavoro sul bambino interiore" e perché è cruciale per guarire dai **traumi** familiari. Hai imparato a utilizzare tecniche di **visualizzazione**, come l'"Age Regression", per accedere ai ricordi e alle emozioni dell'infanzia. Ti sono state presentate strategie per riconoscere e curare traumi specifici dell'infanzia e comprendere il loro impatto sui comportamenti e relazioni da adulto. Hai anche esplorato il concetto di "auto-genitorialità" e come sviluppare una voce interiore **nutritiva** per contrastare i messaggi negativi ricevuti da bambino.

Fai tesoro di queste conoscenze e inizia ad applicarle nella tua vita quotidiana. Ogni piccolo passo verso la **guarigione** porterà a una trasformazione profonda e duratura del tuo benessere emotivo. Impegnati oggi a riconnetterti con il tuo bambino interiore per costruire un futuro più luminoso e sereno. La tua **pace** interiore dipende da questa importante connessione. Dai, forza, puoi farcela!

Capitolo 8: Trasformare le Relazioni Familiari

Sai quanto possono essere **complicate**, a volte, le relazioni con la tua famiglia? Anch'io ho vissuto momenti in cui mi sono sentito soffocato. Ma pensa a come potrebbe **cambiare** tutto se imparassi a mettere dei limiti sani. In questo capitolo, sentirai come se aprissimo una finestra per far entrare aria fresca nelle **dinamiche** di casa tua. Vuoi davvero capire cosa c'è dietro quei silenzi imbarazzati o le discussioni infinite? Hai mai sentito la necessità di **risolvere** quei conflitti che sembrano non andarsene mai?

Ci avventureremo ad esplorare (ma senza andare troppo sul tecnico) come **migliorare** la comunicazione con i tuoi cari e creare un ambiente di vero sostegno emotivo. E non ti preoccupare: ci sarà anche un piccolo **esercizio** pratico per fare subito un tentativo. Allora, credi che sia ora di dare una **rinfrescata** alla tua vita familiare? Forse potrebbe persino **trasformare** tutto.

Stabilire confini sani con la famiglia

Parliamo di **confini**. Mica facile, eh? In famiglia si entra, si esce e le linee di demarcazione? Sparite. Ma dire no, avere i propri **spazi**, è fondamentale. Sai, fai una lista delle cose che ti infastidiscono. Quei piccoli fastidi. Magari tua madre continua a entrare senza bussare. Hai tutto il diritto di dirle di smettere. Si chiama stabilire il proprio "**spazio sacro**" e non è mancanza di rispetto. È rispetto verso te stesso.

Ora, come far rispettare questi confini? Chiedere è già la metà del lavoro. Ma farlo senza sensi di colpa? Ah, qui è il trucco. Quando **comunichi**, fallo con tranquillità, mostrati sicuro delle tue necessità. Inizia con frasi semplici: "Mi sento meglio quando..." oppure "Avrei bisogno di...". Non devi giustificarti. È un fatto tuo, il tuo **benessere**.

Passiamo al prossimo punto. Quanto hai mai sentito parlare di **fusione emotiva**? È quella sensazione che sia impossibile capire dove inizi tu e termina l'altro. Nelle famiglie, può diventare complicato. Voglio dire, quando i tuoi sentimenti e pensieri sono talmente intrecciati con quelli altrui che non sai più riconoscere i tuoi propri desideri.

Questa fusione emotiva rende difficile il **distacco**. Tutto appare come un'unica entità. Ti stressi perché tua sorella si stressa. Non hai voce in una tua decisione perché la famiglia decide per te. Questo avvelena l'**autonomia**. Dover accontentare sempre gli altri per evitare contrasti è un fardello inconscio che porti, ma rientrare nelle tue volontà ti ridona libertà.

Arrivati fin qui, come puoi comunicarlo in pratica? Beh, è il momento di un po' di pratica con lo scenario chiamato "Impostazione dei Confini". Preparati al copione, corto ma efficace:

• "Sai, ho pensato che da oggi in poi..."

• "Per me è importante che..."

• "Questo mi farebbe sentire molto più..."

Non è rivoluzionario, ma è un inizio. Ricorda, stabilire confini può sembrare spaventoso all'inizio, ma alla fine porta enormi benefici. Fatti coraggio e vedrai che ne varrà la pena!

Migliorare i Modelli di Comunicazione

Riconoscere e cambiare gli stili di **comunicazione** disfunzionali è importante. In famiglia, è facile cadere in vecchi schemi, senza farci caso. Magari ti accorgi che certi scambi lasciano un retrogusto amaro. Si litiga per cose banali o si evitano certe discussioni per non creare tensioni.

Considera quando qualcuno alza la voce. L'altro, per difesa, inizia a fare lo stesso. Non si arriva da nessuna parte. La **consapevolezza** del proprio tono e parole può fare la differenza. Una domanda da porti è: "questa discussione sta costruendo o distruggendo?".

Un altro esempio è l'abitudine di non **ascoltare** davvero. Senti le parole, ma reagisci prima di capire cosa l'altro stia dicendo. Prova a farci caso la prossima volta che parli con un familiare. Ti accorgi di pensare già alla risposta mentre l'altro ancora parla? Piccoli cambiamenti possono interrompere questi cicli. Magari inizi col respirare profondamente prima di rispondere, per esempio.

Cambiare stili di comunicazione non è facile. Richiede tempo e **pazienza**. Ma ogni piccolo passo può migliorare molto le dinamiche familiari.

Ora, passiamo al concetto di "comunicazione circolare". Questa è quando una reazione porta un'altra reazione, creando un ciclo che si ripete all'infinito. È facile cadere in questi **pattern**. Per esempio, uno dei genitori critica il figlio per non aver fatto i compiti. Il figlio si arrabbia, risponde male e l'adulto critica ancora di più. Si finisce per girare in tondo, senza arrivare a nulla di buono.

Un modo per interrompere questi cicli è riconoscerli. Una volta capito il cuore del problema, puoi cercare un'altra via. Magari cambia la modalità di esprimere la critica. Potrebbe essere più positivo, tipo "come posso aiutarti a capire questi compiti?". Invece di incolpare, cerca una soluzione insieme.

Spesso, sia genitori che figli restano chiusi nelle loro posizioni, rifiutando di vedere possibilità alternative. Ma cambiando leggermente **approccio** - come mostrando comprensione anziché frustrazione - pian piano si aprono porte per nuove forme di dialogo.

Essere consapevole e aperto all'alternativa maturità - fa davvero una gran differenza.

Infine, parliamo della tecnica dell'"ascolto attivo". Questa può migliorare molto la comprensione e l'**empatia** nelle conversazioni familiari. Immagina di sentirti veramente ascoltato, senza interruzioni o giudizi. Bello, no? L'ascolto attivo serve proprio a questo scopo.

Vuol dire ascoltare con attenzione, senza pensare subito alla risposta. In questo modo, dimostri rispetto e volontà di capire l'altro. Prova a guardare negli occhi, annuire, fare domande che mostrano interesse genuino. Rispondi con frasi tipo "capisco cosa intendi" o "sembra che tu stia dicendo che...".

Quindi, per esempio, se tuo figlio ti dice che ha avuto una brutta giornata a scuola, puoi rispondere "davvero? Cosa è successo?". Questo non dà giudizi, ma mostra la voglia di ascoltare.

La chiave dell'ascolto attivo è non interrompere e non giudicare subito. Basta ascoltare e accogliere l'**emozione** dell'altro, senza difenderti o contrattaccare. Questo allenta tensioni e crea un ambiente dove tutti si sentono più compresi e meno giudicati.

Cambiare i modelli di comunicazione in famiglia richiede impegno. Ma i benefici valgono tutti gli sforzi. Sperimenta, prova a mettere in pratica questi suggerimenti e osserva come le relazioni migliorano naturalmente. Gradualmente, ma visibilmente.

Affrontare i conflitti familiari irrisolti

Parliamo di vecchi **rancori** e dispute familiari. Ti è mai capitato di essere a cena con i tuoi parenti e all'improvviso qualcuno tira fuori vecchi dissapori? Ecco, quei rancori non sono solo fastidiosi, possono avere effetti devastanti sul **benessere** emotivo e relazionale di tutti. Risolvere queste tensioni non è semplice, ma ci sono metodi che possono aiutarti.

Per prima cosa, fai attenzione a come comunichi. Spesso usiamo parole che alimentano il **conflitto**. Invece, prova a usare un linguaggio più comprensivo. Anche solo ascoltare senza interrompere può fare la differenza. A volte, tacere e dare spazio agli altri di esprimersi può permettere a tutto il negativo di uscire. La chiave è creare un ambiente dove tutti si sentano ascoltati.

Adesso, parliamo dei **compromessi**. Non puoi sempre avere ragione, e di certo non puoi cambiare il passato. Però, puoi cercare soluzioni che accontentino tutti, almeno un po'. È un modo di dimostrare che, nonostante tutto, tieni ai tuoi rapporti familiari. Questo può significare trovare attività comuni, ricordi felici da rivisitare o semplicemente cose su cui siete d'accordo.

Bene, ora parliamo della teoria dei **sistemi** familiari. Anche se sembra complicato, in realtà è molto semplice. Immagina la tua famiglia come un sistema, un insieme di parti che si influenzano a vicenda. Quando qualcuno si comporta in un certo modo, questo ha un effetto su tutti gli altri. Risolvere i conflitti non riguarda solo la disputa presente, ma anche bilanciare l'intero sistema.

Ad esempio, se un membro della famiglia è sempre critico, chiediti: chi beneficia da questo atteggiamento? Spesso il comportamento di una persona tiene in scacco l'intera famiglia, alimentando dinamiche distruttive. Capire queste interazioni ti aiuta a vedere dove puoi intervenire per cambiare le cose.

Esempio pratico: Immagina ogni membro connesso da fili invisibili. Ogni azione, parola o comportamento tira o allenta questi fili, creando tensione o rilassamento. Quando capisci questo, puoi iniziare a vedere come ogni tua scelta influisce sull'equilibrio complessivo della famiglia.

E per renderlo ancora più chiaro, vediamo l'esercizio di "**Mappatura** del Conflitto." Prendi carta e penna. Disegna un cerchio per ogni membro della famiglia, includendo te stesso. Poi traccia delle linee per rappresentare le relazioni e le tensioni tra di voi. Pensa pure alle emozioni che provi verso ogni persona. Quando vedi tutto ciò visivamente, diventa più facile capire dove intervenire.

Ora, guarda la mappa. Quali sono le connessioni più tese? Si tratta di vicini o ci sono gruppetti all'interno del gruppo più ampio? Prendere **consapevolezza** di questo è il primo passo. Scrivi accanto ad ogni linea i motivi principali dei conflitti. Parla con queste persone, fai domande aperte e sii disposto ad ascoltare.

Questo approccio visivo non solo rende tutto più chiaro, ma ti dà anche un piano d'azione. Insomma, sapere è potere. Fare questo lavoro ti permette di avere una visione più chiara e obiettiva, senza cadere vittima delle emozioni del momento.

In conclusione, affrontare i conflitti familiari irrisolti richiede pazienza e volontà di ascolto. Con questi strumenti, come la comunicazione empatica, la teoria dei sistemi familiari e la mappatura del conflitto, puoi aprire la strada alla **guarigione** e costruire relazioni più sane e appaganti. Potresti essere sorpreso da quanto una piccola dose di comprensione ed empatia possa migliorare le cose!

Favorire il sostegno emotivo all'interno della famiglia

Per creare una cultura di apertura emotiva e **supporto** all'interno della famiglia, è importante innanzitutto stabilire un ambiente sicuro dove ogni membro possa sentirsi a proprio agio nell'esprimere i propri sentimenti. Può sembrarti difficile all'inizio, specie se abitualmente non discuti di emozioni, ma col tempo diventa più semplice. Cosa ti serve? La **fiducia**. Devi essere sicuro che qualsiasi cosa venga condivisa resti nella sicurezza della famiglia.

Quindi, quali sono i passi per costruire questa fiducia? Prima di tutto, parla apertamente delle tue emozioni. Se i tuoi figli vedono che condividi le tue preoccupazioni o gioie, saranno più inclini a fare lo stesso. Inoltre, quando qualcuno si apre, è importante che tu ascolti senza giudicare. Niente consigli non richiesti o critiche; bastano delle parole di comprensione.

Un altro passaggio importante è il **feedback** positivo. Anche un semplice "grazie per aver condiviso" può fare molto. Questo rafforza l'idea che parlare dei propri sentimenti è positivo e apprezzato. Una volta che la fiducia è stabilita, questa apertura diventa una parte naturale della vita quotidiana, migliorando la relazione tra i membri della famiglia.

Collegato a questo c'è il concetto di "**coaching** emotivo" e come possa essere uno strumento efficace nella guarigione familiare. Immagina di essere un allenatore che aiuta i tuoi figli a gestire le loro emozioni. Non si tratta solo di ascoltare, ma di guidarli attraverso le sensazioni. Potresti, ad esempio, insegnare tecniche di respirazione per affrontare l'ansia o spiegare come riconoscere il proprio stress.

Il coaching emotivo aiuta i membri della famiglia a non reprimere le loro emozioni ma a gestirle. Non è facile, ma ha enormi **benefici**. È importante che ogni membro della famiglia impari a identificare e comprendere le proprie emozioni. Questo crea una base solida su cui è possibile costruire un ambiente emotivamente sano e robusto.

Ora passiamo a un rituale che può integrare tutto questo: il "**Family Check-In**". È essenzialmente un incontro regolare dove tutti siedono insieme e parlano di cosa sta succedendo nelle loro vite. Non deve essere formale; qualcosa di settimanale potrebbe già fare la differenza. L'importante è che sia un momento dedicato solo alla comunicazione aperta.

Ad esempio, durante questo check-in, ciascun membro può condividere come si è sentito durante la settimana. Ci sono stati momenti di stress? Felicità? Cosa ha funzionato e cosa no? È anche il momento ideale per dare supporto a chi ne ha bisogno. Puoi farlo attorno alla tavola da pranzo o in salotto, dove tutti stanno comodi.

Questo rituale non solo aiuta a mantenere l'apertura emotiva, ma serve anche per risolvere i problemi appena emergono. È un modo per restare connessi e per assicurarti che nessuno si senta isolato col proprio stress o le proprie preoccupazioni. In breve, è come fare un piccolo reset emotivo settimanale, mantenendo l'**armonia** e il supporto all'interno della famiglia.

Integrando quindi un ambiente di apertura emotiva, il concetto di coaching emotivo e il rituale del Family Check-In, offri sostegno emotivo continuo a tutti i membri della famiglia. È uno sforzo che ripaga enormemente e trasforma la **dinamica** familiare in qualcosa di molto più coeso e meno stressante.

Esercizio Pratico: Strategia di Comunicazione Familiare

Cominciamo col pensare ai **problemi** di comunicazione che ricorrono in famiglia. Quali sono quelli che generano discussioni o fraintendimenti? Magari c'è qualcuno che non ti ascolta quando gli parli o forse ti senti costantemente sminuito. Identificare questi problemi è il primo passo per risolverli. Pensa a tempi recenti in cui un piccolo disguido si è trasformato in un litigio – rifletti bene e annota le principali cause di conflitto. È naturale voler ignorare i problemi a volte. Ma dai, si tratta di capire cosa davvero non funziona.

Spesso, i problemi di comunicazione sono più comuni di quanto credi. Possono influenzare tutto: dalle **relazioni** tra genitori e figli, ai rapporti con i fratelli, fino ai pranzi di famiglia. Ti farà bene essere onesto con te stesso sui problemi presenti.

Dopo aver fatto un elenco, scegli uno di quei problemi specifici su cui vuoi concentrarti. Iniziamo con qualcosa di gestibile. Quindi, per adesso, mettiamo da parte i problemi veramente enormi e concentriamoci su qualcosa di pratico. Ad esempio, se uno dei problemi principali è che tu e tuo fratello discutete sempre di chi pulisce dopo cena, magari puoi lavorare su questo. Affrontare ogni problema tutto in una volta può sembrare schiacciante, per questo è meglio separarne uno alla volta.

Ora che hai scelto il problema su cui lavorare, scrivi quello che sembra il **risultato** ideale. Cosa vorresti ottenere parlando con tuo fratello riguardo a chi pulisce dopo cena? Magari vorresti che ci fosse un calendario chiaro e rispettato. Oppure vorresti riuscire a dividervi il compito senza che nessuno si lamenti. Quando scrivi il risultato ideale, sii pratico e realista riguardo ai miglioramenti che puoi raggiungere.

Con il risultato ideale in mente, è tempo di sviluppare un **copione** o almeno alcuni punti fondamentali per quando troverai il momento giusto per parlare a tuo fratello. Non devi essere uno sceneggiatore. Basta pensare a cosa vuoi dire e come vuoi dirlo. Per esempio, inizia con qualcosa del tipo: "Capisco che entrambi non amiamo pulire, ma forse possiamo trovare un modo per gestirlo meglio insieme." Sapere in anticipo cosa vuoi dire può essere molto utile.

Prima della grande discussione, prova il tuo approccio con qualcuno con cui ti senti a tuo agio. Un amico fidato, un partner – qualcuno con cui puoi fare delle prove senza sentirti giudicato. In alternativa, se stai seguendo una **terapia**, potresti far pratica direttamente con il terapeuta. La pratica può aiutare molto a sentirti più sicuro e a rivedere qualsiasi parte che non suona proprio bene.

Adesso che sei preparato, è tempo di trovare il momento giusto per affrontare il problema con tuo fratello. Cerca un momento in cui sei sicuro che entrambi abbiate tempo per parlare senza **distrazioni**. Evita i momenti di stress. Un momento tranquillo, magari dopo cena quando tutti sono più rilassati, potrebbe andare bene. Fissare un appuntamento leggermente in anticipo può anche essere una buona idea.

Dopo la discussione, prenditi un attimo per riflettere su come è andata. Sei riuscito ad esprimerti come desideravi? Qualcosa è stato frainteso? Potrebbe essere necessario aggiustare la tua **strategia** basandoti sulle reazioni altrui e i risultati. Questi aggiustamenti continueranno a migliorare le comunicazioni familiari passo dopo passo.

Non dimenticare – **pazienza** e perseveranza sono fondamentali! Non tutto può essere risolto in una sola conversazione, ma questo significa che sei sulla strada giusta per migliorare i rapporti familiari!

In conclusione

Questo capitolo ti ha offerto **strumenti** preziosi e pratici per migliorare le tue relazioni familiari. L'obiettivo era aiutarti a identificare e a stabilire dei confini sani, migliorare la **comunicazione** e risolvere conflitti irrisolti. Applicare questi insegnamenti può davvero trasformare la **dinamica** con i tuoi familiari, rendendola più sana e armoniosa.

In questo capitolo hai visto come identificare e imporre i tuoi confini personali, cos'è l'intreccio emotivo e il suo impatto, modalità per comunicare assertivamente le tue **esigenze**, come riconoscere e cambiare stili di comunicazione disfunzionali, e modi per affrontare e risolvere le **dispute** familiari di lunga data.

Non dimenticare che mettere in pratica questi **concetti** e esercizi ti consente di costruire relazioni più forti e comprensive all'interno della tua famiglia. Prova a utilizzare quanto hai appreso in questo capitolo per migliorare la tua vita **quotidiana** e le tue interazioni con i familiari, costruendo **legami** più sani e felici.

Capitolo 9: Liberarsi dalle Convinzioni Limitanti

Hai mai sentito come se qualcosa ti **trattenesse**, anche quando sai di poter fare molto di più? Beh, non sei solo. Quando ero più giovane, ricordo come l'**incertezza** e la **paura** mi bloccavano. Sai, è pazzesco come influenze nascoste e **convinzioni** radicate ci limitino. Ma ti prometto, si può cambiare.

In questo capitolo, esplorerai il modo in cui le convinzioni ereditate possono modellare il tuo **pensiero**. Ti guiderò attraverso il riconoscimento di questo dialogo interno negativo - fidati, ci siamo passati tutti. Condividerò **storie** su come lo abbiamo affrontato e modificato le narrazioni familiari. Poi, guarderemo come sviluppare delle convinzioni che ti **potenziano** davvero.

E sai qual è la parte migliore? Ci sarà anche un esercizio pratico per aiutarti a **rimodellare** queste convinzioni dannose. Preparati a liberarti dei limiti e a scoprire come potresti vivere senza barriere. Sì, sei proprio tu - pronto a entrare in azione?

Identificare le Convinzioni Limitanti Ereditate

Riconoscere le **convinzioni** che derivano dal trauma familiare e limitano il tuo potenziale è importante. Può essere difficile, però, perché queste convinzioni diventano parte di te da piccolo. Magari un genitore ti ha detto che non sei bravo in qualcosa, e quella frase è rimasta con te. Queste convinzioni passano, quasi inconsapevolmente, di generazione in generazione, proprio come un vecchio anello di famiglia.

Quindi, come fai a individuarle? Inizia riflettendo su quelle frasi che ti ripeti spesso. Frasi tipo "Non sono abbastanza bravo", oppure "Non ce la farò mai". Questi sono segnali delle tue convinzioni limitanti. Parlare con i membri della famiglia può anche offrirti qualche indicazione. Magari scopri che anche tuo nonno o tua madre avevano le stesse idee limitanti su certi aspetti della vita. Tu non sei l'unico, però puoi essere quello che spezza la catena.

Ora, passiamo ai **sistemi di convinzioni**. Sono il modo in cui vedi il mondo e te stesso. Ogni famiglia ha il suo e le esperienze vissute giocano un ruolo importante. Per esempio, se la tua famiglia ha affrontato la povertà, è probabile che tu abbia una mentalità di scarsità, dove temi sempre che le risorse non siano mai sufficienti. Cresci sentendo certe idee e valori, che poi modellano come vedi tutto il resto. Ma a volte questi sistemi possono accumularsi come nuvole scure che ti seguono. Non ti permettono di vedere possibilità o cambiamenti – per te tutto resta uguale.

Facciamo un esempio. Se tuo padre ripeteva sempre che il denaro va sudato e la vita è dura, è probabile che queste idee siano radicate dentro di te. Non è colpa di nessuno, è solo la forma progettata della tua esperienza familiare. Allora ritorna l'importanza d'identificare queste **credenze** per capire da dove provengono e, magari, d'iniziare a sfidarle una alla volta. Un modo utile è scriverle, ed è qui che entra in gioco la nostra tecnica seguente...

Parliamo della tecnica dell'**Inventario delle Convinzioni**, metodo utile per catalogare e analizzare le tue convinzioni fondamentali. Prenditi il tempo per riflettere su tutte le convinzioni che hai riguardo a vari aspetti della vita – amore, denaro, lavoro, te stesso. Scrivi una lista di tutte le convinzioni che senti di avere. Non importa quanto insignificanti possano sembrare. Fidati, è utile buttarle tutte giù.

Dopo, osserva ogni convinzione e chiediti: da dove viene? A volte vedrai che sono frasi che hai sentito ripetutamente da bambino. Annotale e cerca pattern. Magari scopri che molte delle tue convinzioni limitanti provengono dalle stesse credenze familiari. Una volta individuate, il focus diventa sconfessarle. Puoi scegliere di non seguirle più e sostituirle con credenze più positive.

Esempio concreto, se credi "Non sono bravo", cambia **prospettiva**: identifica i momenti in cui invece hai successo e scrivi nuove frasi come "Sono capace" o "Posso migliorare". La ripetizione aiuta a piantare il seme di nuove convinzioni più adatte alla tua realtà presente.

Per concludere, individuare e rimuovere le vecchie convinzioni limitanti ereditate è un passaggio necessario verso la **libertà personale**. Anche se costa fatica – e parecchia – i risultati valgono assolutamente. Con la tecnica dell'inventario e riflessioni quotidiane, piano piano puoi alleggerire questo peso e scoprire una versione più veritiera e positiva di te stesso.

Buon lavoro, ci vuole **impegno** e **pazienza**.

Sfidare il Dialogo Interiore Negativo

Hai mai avuto quei momenti in cui il tuo **cervello** sembra remare contro di te? Quelle volte in cui una voce nella tua testa dice: "Non ce la farai mai" o "Non sei abbastanza bravo"? Bene, siamo qui per parlare di come **identificare** e **contrastare** questi dialoghi interni auto-sabotanti. Non sembra facile, vero? Ma fidati, con qualche strategia puoi riuscirci.

Innanzitutto, quando noti questo dialogo negativo, prova a fermarti un attimo e osservare ciò che stai pensando. Non serve essere drastico o drammatico. Basta farti queste semplici domande:

• Cosa stai pensando veramente?

• Questo pensiero ti sta aiutando o ti sta affossando?

• C'è una prova reale dietro questo pensiero o è solo la tua mente che esagera?

Quindi, una volta identificato il pensiero negativo, puoi iniziare a **sfidarlo**. Chiediti: è vero ciò che stai pensando o è solo un'invenzione della tua mente? Apri uno spazio per dubitare di queste convinzioni. È incredibile quanto possa cambiare la prospettiva.

Qual è la radice di questa visione negativa? Spesso, questo pessimismo viene dalle famose "**distorsioni cognitive**". Dette così sembrano tecnicismi, vero? Ma in realtà, sono solo modi distorti in cui interpreti la realtà. Possono essere la tendenza a vedere tutto in bianco o nero, esagerare gli aspetti negativi e minimizzare i positivi, o prendere le cose sul personale. Li conosci?

Facciamo qualche esempio. Supponi di aver fatto male una presentazione al lavoro. Subito pensi: "Sono un disastro. Non sono bravo a fare nulla." Ma questo è solo una distorsione. Potresti riformulare così: "Ok, oggi non è andata bene. La prossima volta farò meglio." Già la cosa cambia, no?

Ora, veniamo all'esercizio che amo di più: la "**Sfida dei Pensieri**". Sembra un po' buffo, ma funziona! Prenditi un pezzo di carta e annota il pensiero negativo che ti passa per la testa. Fatto? Bene, ora sfidalo con tre prove contro. Scrivi: "È veramente vero?"... e dì, ci sono aspetti positivi da considerare? Pian piano, riformula quel pensiero in qualcosa di più utile e costruttivo. Credimi, può fare miracoli.

Ad esempio, se ti dici: "Non riuscirò mai a imparare questa cosa nuova", puoi contrattaccarlo con: "Beh, forse sarà difficile, ma con pratica e tempo posso migliorare." Non sembra più gestibile così?

C'è un altro punto chiave quando si sfidano questi pensieri: essere **gentile** con te stesso. Può sembrare banale, ma una buona dose di gentilezza è essenziale. In fondo, tratteresti così un amico?

Dunque ricorda, sfidare il dialogo interno negativo richiede **consapevolezza**, pratica e un bel po' di pazienza. Ma vale davvero la pena, soprattutto se vuoi liberarti delle credenze limitanti. Sei sempre troppo severo con te stesso. Prova, anche solo per una volta, a pensarla diversamente. La strada è lunga, ma ogni passo avanti è una vittoria!

E con questo suggerimento concludiamo quest'esplorazione sul contrastare il dialogo interno negativo e andiamo a parlare d'altro...

Riformulare le Narrative Familiari

Riformulare le narrative familiari può sembrare **complicato**, ma può anche essere un potente strumento di **guarigione**. Cambiare come vedi le storie del tuo passato familiare ti permette di liberarti dalle catene emotive. Ad esempio, puoi iniziare a vedere un evento che prima consideravi come una tragedia in modo diverso; magari, come una lezione di **resilienza**.

Pensa a come i tuoi parenti parlano di certi eventi. Spesso, le storie vengono raccontate in modo negativo. Questo può imprimerti nella mente limitazioni e convinzioni negative che ti tengono bloccato. Ma se inizi a **riscrivere** queste storie da un'altra prospettiva, cominci ad aprire nuove possibilità. Ad esempio, invece di vedere le difficoltà economiche come una fonte di sfortuna, puoi vederle come una testimonianza della tenacia e della forza della tua famiglia a superare momenti difficili.

La terapia narrativa è una pratica che ti aiuta a riconsiderare i racconti della tua vita per scoprirne nuovi significati e potenziali. I terapeuti narrativi ti guidano a scrivere e riscrivere le tue storie in modi che ti diano più forza e meno impotenza. Tutto ruota attorno alla forza delle parole e come puoi usarle per creare **cambiamenti** positivi nel tuo modo di pensare e sentire.

Immagina di prendere una storia dolorosa della tua vita e riscriverla. Forse una volta, ogni Natale era una fonte di stress e ansia. Rileggendo questa esperienza con occhi nuovi, potresti iniziare a vedere quei momenti come possibilmente pieni di piccoli atti di generosità e amore, pur nel caos. La terapia narrativa ti fornisce gli strumenti per fare proprio questo.

C'è una tecnica interessante chiamata "**Riscrittura** della Storia". È abbastanza semplice e molto efficace. Cominci col scrivere la tua versione attuale di una storia familiare che ti pesa. Non è importante fare frasi lunghissime o troppo complesse, scrivi semplicemente cosa è successo e come ti ha fatto sentire.

Passando allo step successivo, prendi un bel respiro e rileggi quello che hai scritto. Adesso arriva il punto cruciale. Riscrivi quella stessa storia, ma cercando di mettere in luce gli aspetti positivi, le forze, le lezioni apprese. Magari nel racconto originale c'era una zia che criticava sempre. Nella nuova versione, vedi come le critiche ti hanno insegnato a resistere alle difficoltà e come, dietro quelle parole, magari c'era un affetto non mostrato bene.

L'effetto di questa pratica è davvero notevole. Dalla pesante zavorra emotiva della storia originale, puoi finire per sentirti liberato e persino arricchito, notando degli aspetti che prima avevi ignorato completamente.

Unendo quindi tutto questo, ricapitoliamo. Reinterpretare le storie familiari ti aiuta a liberarti da vecchi **fardelli**. La terapia narrativa fornisce il metodo per questa riscrittura. Infine, la tecnica della

"Riscrittura della Storia" ti permette di applicare concretamente tutto questo nella tua vita di tutti i giorni in modo **potente** e diretto.

Sviluppare Convinzioni Che Danno Potere

Parliamo di metodi per creare nuove **convinzioni** positive. Sai, quelle che veramente ti sostengono nella crescita e nella guarigione. Una convinzione può davvero cambiare la tua vita. Non parlo di quelle cattive, pesanti. Ma di quelle che ti fanno sentire più leggero, più forte.

Allora, come puoi riprogrammare le tue convinzioni? Beh, riprogrammare le convinzioni significa praticamente cambiare la tua "**mentalità**". È come modificare alcuni "file" nel computer della tua mente. Perché farlo? Perché quelle vecchie convinzioni limitanti ti trattengono dal vivere pienamente. Una volta riprogrammate, il comportamento cambia. E con esso, pure i risultati. Prendi una convinzione negativa tipo "non sono abbastanza bravo". Cambiala con "sono capace e forte". Noterai come agisci diversamente nel mondo e raggiungi obiettivi che magari prima ti sembravano impossibili.

Passiamo al prossimo punto: Come si fa questa riprogrammazione? Beh, ci sono vari modi. Un metodo molto efficace si basa sulle **affermazioni**. Le affermazioni sono frasi positive che ripeti a te stesso per rafforzare nuove convinzioni. Tipo strumenti per costruire una casa solida dentro di te. Diciamo che stai lottando con l'autostima. Puoi usare affermazioni come "sono degno di amore e rispetto" o "scelgo di vedere il meglio in me stesso".

Ecco un esercizio semplice chiamato "Creazione di Affermazioni". Intanto, trova un posto tranquillo dove non sarai disturbato. Prendi carta e penna. Pensa a una convinzione che vuoi cambiare. Poi, scrivi una frase positiva che sostituisce quella negativa. Ad esempio, trasforma "ho paura di fallire" in "ho il **coraggio** di provare". Ripeti queste affermazioni ogni giorno, magari davanti allo specchio. Fallo con convinzione, come se fosse già vero. È potente come tutto ciò risuona dentro di te!

Per aiutarti a personalizzare le affermazioni:

• Sii Specifico: Non restare sul generico. Se vuoi più fiducia, specifica in cosa.

• Usa il Presente: Parla come se lo sei già. "Io sono" invece di "Io sarò".

• Sii Positivo: Evita negazioni. Dì ciò che vuoi, non quello che non vuoi.

A questo punto, ti starai chiedendo: "e se la realtà mi contraddice"? Resisti alla tentazione di concentrarti sul confronto. Le tue affermazioni sono come **semi** piantati nel tuo subconscio. Col tempo, daranno frutti.

Ora che hai capito cos'è la riprogrammazione delle convinzioni e come utilizzare le affermazioni, ricapitoliamo tutto velocemente. Cambia la tua mentalità modificando le convinzioni negative in positive. Usa le affermazioni per costruire queste nuove convinzioni.

Immagina il tuo **futuro** con queste potenti credenze. Cosa puoi dirti? Cosa puoi fare? Con un po' di **impegno** e pratica, puoi liberarti delle vecchie catene e vivere una vita piena di **possibilità**.

Esercizio Pratico: Tecnica di Riformulazione delle Convinzioni

Per iniziare, devi **identificare** una convinzione limitante che vuoi cambiare. Hai presente quella vocina dentro di te che ti dice: "Non sei abbastanza bravo"? Ecco, parti da lì. Trovati un posto tranquillo, chiudi gli occhi e rifletti: qual è quella convinzione che ti frena sempre? Una volta individuata, scrivila su un foglio.

Ora, è il momento di **esaminare** le prove. Fai due colonne: una per le prove a favore e una per quelle contro questa convinzione. Se pensi "Non riesco mai a finire quello che inizio", cerca situazioni in cui è successo davvero, ma non dimenticare di annotare anche i successi. Ti sorprenderà scoprire quante volte hai effettivamente portato a termine qualcosa.

È ora di **aprire** la mente e considerare prospettive alternative. Da dove viene questa convinzione? Forse da un'esperienza passata o da qualcuno che ti ha fatto sentire così? Prova a vedere la situazione da diverse angolazioni, come un vero investigatore alla ricerca di tutte le possibili cause.

Il passo successivo è **creare** una nuova convinzione potenziante. Se prima pensavi "Non sono abbastanza bravo", potresti sostituirla con "Posso imparare e **migliorare** sempre". Scrivi questa nuova affermazione positiva che ti fa sentire bene e controbilancia quella vecchia.

Adesso, devi **sviluppare** azioni specifiche per rafforzare la tua nuova convinzione. Pensa a come puoi metterla in pratica nella vita di tutti i giorni. Potresti iniziare con piccole vittorie quotidiane o nuove abitudini che la supportino, come annotare ogni successo, grande o piccolo che sia.

La **pratica** è fondamentale. Afferma la tua nuova convinzione ogni giorno: davanti allo specchio, scrivendola sul diario o ascoltandola mentre fai altre cose. Ogni volta che senti riaffiorare la vecchia convinzione, sostituiscila consapevolmente con la nuova.

Infine, **monitora** i cambiamenti nei tuoi pensieri e comportamenti nel tempo. Tieni un diario o usa un'app per registrare brevi note quotidiane o settimanali. Osservare i piccoli successi e i progressi ti darà la **motivazione** per continuare su questa strada. Ricorda, la costanza e la pazienza saranno i tuoi migliori alleati in questo percorso di **crescita** personale.

In Conclusione

Hai esplorato **strategie** importanti per identificare e **trasformare** le convinzioni limitanti ereditate dalla tua famiglia. Attraverso gli esercizi e le tecniche proposte, puoi iniziare a liberare il tuo **potenziale** e a vivere una vita più libera e soddisfacente. Questo capitolo ti ha fornito strumenti pratici per affrontare le **sfide** derivanti dalla tua storia familiare e per costruire nuovi percorsi di crescita.

In questo capitolo hai visto:

• Come riconoscere convinzioni che provengono dai traumi familiari e limitano la tua crescita.

• La spiegazione del concetto di "sistemi di credenze" e come sono modellati dalle esperienze familiari.

• La tecnica "Inventario delle Credenze" per catalogare e analizzare le tue credenze di base.

• **Strategie** per identificare e contrastare il dialogo interno autodistruttivo.

• La tecnica "Riscrittura delle Storie" per creare versioni nuove e potenzianti delle narrazioni familiari.

Sfrutta le **conoscenze** di questo capitolo per iniziare a identificare e trasformare le convinzioni negative. Ogni piccolo passo che fai ti avvicina a una vita più positiva e libera dai pesi del passato. Tocca a te scegliere come **scrivere** la storia futura! Dai, mettiti in gioco e vedrai che **risultati** otterrai!

Capitolo 10: Costruire la Resilienza Emotiva

Hai mai sentito parlare della **furia** che diventa calma, della **tristezza** che si dissolve come una nebbia al mattino? Io ci credo. Questo capitolo non è solo una lettura, è un **invito**. Un invito a scoprire come puoi diventare più forte, più sicuro di te. Come puoi far ripartire cuore e mente. Ti sei mai trovato in balia delle **emozioni**, senza una bussola? Questa è la tua guida.

Vedrai come sviluppare **strategie** di sopravvivenza che possono cambiare la tua vita. Imparerai a maneggiare le emozioni, non a fuggirle. Coltiverai **compassione** per te stesso - sì, perché te lo meriti. Metterai solide radici in un sistema di **supporto** personale. E alla fine, sentirai una differenza tangibile. Il **cambiamento** non chiede permesso – si insinua, cresce, risveglia. Questo sarà il tuo inizio. Sei pronto?

Sviluppare Strategie di Adattamento

Parliamo di quanto sia importante avere delle **strategie** per adattarsi. Questi meccanismi ti aiutano a gestire lo **stress** e i trigger emotivi. Forse hai già sentito parlare di tecniche come la respirazione profonda o la meditazione, ma ci sono tante altre piccole cose che puoi fare nella tua quotidianità.

Ad esempio, trova un **hobby** che ti faccia stare bene. A volte, basta distrarsi per qualche minuto per far calare il livello di stress. Dipingi, cucina, scrivi un diario, ciò che conta è che ti conceda un momento di respiro lontano da ciò che ti preoccupa. È anche utile fare attività **fisica**. Non serve diventare un atleta o andare in palestra ogni giorno, una passeggiata nel parco funziona altrettanto bene.

Poi ci sono i momenti in cui ti senti proprio sopraffatto. In quei casi, perché non provare la tecnica del distrarre te stesso? Sì, proprio così. Guardare una serie che ti piace, leggere un libro divertente oppure farti una bella chiacchierata con un amico. La risata è una delle terapie migliori.

Parlando di terapia, hai mai pensato di tenere un giornale delle **emozioni**? Annota come ti senti ogni giorno, è un modo per conoscere meglio te stesso e capire quali situazioni ti mettono più a dura prova. Tutti questi piccoli accorgimenti formano un arsenale che puoi usare per combattere lo stress quotidiano.

Passiamo ora a un concetto chiave strettamente legato ai meccanismi di adattamento: la regolazione emotiva. È un termine che potrebbe suonare complicato, ma in realtà è solo il modo in cui gestiamo e rispondiamo alle nostre emozioni.

Regolare le emozioni vuol dire non lasciarsi travolgere da quello che provi. Se impari a farlo, riesci anche a prendere decisioni migliori e a vivere con più serenità. Ciò non significa reprimere i tuoi sentimenti, ma capire quando e come esprimerli. Ad esempio, invece di arrabbiarti subito, prova a contare fino a dieci. Oppure, parla a te stesso come faresti con un amico che ha bisogno di un po' di conforto.

Ci sono diversi modi per esercitarsi nella regolazione emotiva. Uno dei più semplici è proprio il **rilassamento** muscolare progressivo: stringi e poi rilascia i muscoli, partendo dai piedi e risalendo verso la testa. Oppure, concentrati sulla tua respirazione, facendo respiri lenti e profondi per calmare la mente.

Trasformiamo questa teoria in pratica con un esercizio concreto: il "Kit di Adattamento." È un'idea carina che puoi personalizzare come vuoi. Prendi una scatola o un contenitore e riempilo con cose che ti fanno stare bene. Esempi? Cioccolato, foto di momenti felici, una playlist di canzoni rilassanti, o qualunque cosa ti porti un po' di felicità in tempi bui.

Ogni volta che ti senti giù puoi aprire il tuo kit e utilizzare uno degli oggetti per rilassarti. Non esiste una ricetta unica per tutti, devi capire cosa funziona per te. Questo ti dà anche l'opportunità di essere creativo e di esplorare nuove cose che potrebbero aiutarti a stare meglio.

Un esempio concreto del "Kit di Adattamento" è includere un diario delle **gratificazioni**. Scrivi ogni giornata tre cose per cui sei grato. Con il tempo noterai come questi piccoli gesti possono contribuire molto al tuo benessere emotivo. Esperimenti con la gratitudine hanno dimostrato che chi la pratica è spesso più felice e meno stressato.

In conclusione, sviluppare meccanismi di adattamento sani, imparare la regolazione emotiva e creare il tuo "Kit di Adattamento" sono passi fondamentali per costruire una solida **resilienza** emotiva. Questi strumenti possono cambiare davvero il modo in cui affronti le sfide della vita.

Rafforzare la Regolazione Emotiva

La capacità di **gestire** e rispondere alle emozioni intense è fondamentale per costruire la **resilienza** emotiva. Forse ti senti sopraffatto da un'ondata di emozioni quando qualcosa va storto in famiglia. Imparare a migliorare questa abilità può fare una grande differenza nella tua vita quotidiana. Non si tratta solo di contenere le emozioni o ignorarle, ma piuttosto di saperle gestire e rispondere in modo sano e produttivo.

Una tecnica utile è identificare le tue emozioni. Prenditi un momento per fermarti e pensare a quello che stai provando. Sei arrabbiato? Triste? Perplesso? Dare un nome a quello che provi è già un primo passo per rafforzare la tua capacità di regolazione emotiva. Poi, cerca di capire cosa ha scatenato quell'emozione. Una volta identificata, puoi iniziare a lavorare su come rispondere in modo più consapevole e meno reattivo.

Passiamo ora al concetto di "**intelligenza** emotiva," un tema intrigante e profondamente legato alla guarigione dai traumi familiari. L'intelligenza emotiva è la capacità di essere consapevole delle proprie emozioni, di capirle e di gestirle bene insieme a quelle degli altri. Pensala come una bussola interna che ti aiuta a navigare nel mare delle tue esperienze emotive. Riuscire a svilupparla significa diventare più calmo e centrato.

Per esempio, quando ti trovi in una **discussione** accesa con un familiare, l'intelligenza emotiva può aiutarti a mantenere il controllo. Invece di rispondere impulsivamente o con rabbia, puoi scegliere di fare un respiro profondo, ascoltare attentamente e rispondere in maniera equilibrata. Questo non solo migliora la comunicazione, ma può anche evitare che piccoli conflitti si trasformino in grandi litigi. È come se avessi una tastiera interna che ti permette di cambiare tonalità all'istante.

Ora che abbiamo capito quanto sia importante l'intelligenza emotiva, passiamo a una tecnica concreta per migliorare la gestione delle emozioni intense. Una delle tecniche più efficaci si chiama "**Emotion** Surfing." Immagina le emozioni come onde... alcune sono grandi e potenti, altre piccole e leggiadre. Invece di cercare di respingerle, prova a "cavalcarle."

Quando senti che un'emozione intensa sta per travolgerti, fermati un attimo. Respira profondamente e osserva come pian piano l'emozione cresce, raggiunge il suo **picco** e poi sfuma via, proprio come un'onda. Non giudicare te stesso o l'emozione, limitati a osservare. Questo ti aiuterà a ridurre l'ansia e a non farti sopraffare.

Alla fine di questo "surfing" emotivo, sarai più tranquillo e avrai una prospettiva più chiara su cosa fare.

La regolazione emotiva, l'intelligenza emotiva e tecniche come "Emotion Surfing" sono tutti tasselli di un **puzzle** che, una volta assemblato, ti aiuterà a costruire una resilienza emotiva solida e duratura. Ora tocca a te praticare e far **evolvere** queste capacità – un passo alla volta, giorno per giorno.

Coltivare l'Auto-Compassione

Parlare di auto-compassione non significa solo addolcire le tue **emozioni** senza affrontare i problemi reali. Significa, invece, sviluppare un rapporto gentile e comprensivo con te stesso. Ma come si fa a iniziare? Tutto comincia con il riconoscere la tua umanità. La **perfezione**... non è realistica. E tutti facciamo errori ogni tanto. E sì, è facile essere il tuo peggior critico, ma questo non ti aiuta a crescere.

Prova a trattarti come tratteresti un caro **amico**. Immagina un amico che si trova in una situazione difficile. Gli diresti di smettere di lamentarsi e di farsi forza? Potresti dirglielo, ma probabilmente lo conforteresti e lo incoraggeresti. Anzi, applica la stessa gentilezza e comprensione a te stesso. Ogni volta che cadi in un circolo vizioso di autocritica, fermati un attimo... prova a riflettere su cosa diresti a quell'amico in difficoltà.

Passando al concetto di "auto-compassione", questo termine significa semplicemente trattarti con la stessa gentilezza e sollecitudine che riserveresti agli altri. È come una sorta di vecchio abbraccio culinario quando ti senti giù. **Benefici**? Molti. L'auto-compassione può ridurre l'ansia e la depressione, aumentare la resilienza emotiva e promuovere un senso di benessere generale. È come darti una riserva di energie positive, da cui attingere quando le cose diventano difficili.

Passiamo a un esercizio concreto che chiamo "Pausa di Auto-Compassione". Nei momenti di **difficoltà**, può essere utile fermarti un attimo e praticare la gentilezza verso te stesso. Si tratta di tre semplici passi:

• Riconoscere il dolore: Fermati per un attimo e ammetti che stai vivendo un momento difficile. Troppo spesso ci neghiamo questo semplice riconoscimento.

• Essere gentili: Prenditi un momento per essere gentile con te stesso. Fai un gesto semplice, come mettere una mano sul cuore e dire qualcosa di rassicurante come "Questo è un momento difficile, ma andrà meglio".

• Connetterti con l'umanità condivisa: Ricorda a te stesso che non sei l'unico a provare dolore. Questo non diminuisce il tuo dolore ma può farti sentire meno isolato e più in connessione con il mondo.

Ora che hai questi passi, non pensare che sia tutto risolto. **Autocompassione** non è qualcosa che impari immediatamente. Richiede pratica. Prova a fare questa pausa almeno una volta al giorno. Magari fissi un orario, tipo prima di andare a letto, o ogni volta che ti senti sopraffatto.

Un'altra strategia utile è tenere un **diario**. Scrivere delle tue esperienze e riflessioni può aiutarti a vedere le cose da un'altra prospettiva. Magari puoi scrivere come hai applicato l'autocompassione in una certa situazione e come ti sei sentito. Non devi essere un poeta per tenere un diario; anche pensieri e frasi brevi funzionano. È solo uno spazio dove puoi essere te stesso, dove anche i tuoi difetti sono accolti con calore... proprio come faresti con un **amico**.

Creare un Sistema di Supporto Personale

Quand'ero più giovane, pensavo di poter fare tutto da solo. Ma col tempo ho capito che avere una **rete** di persone su cui contare è essenziale per il proprio benessere. Un buon sistema di supporto, infatti, può fare la differenza quando ti trovi ad affrontare situazioni difficili. Ma come si costruisce e si mantiene una rete di relazioni di supporto?

L'importante, innanzitutto, è essere **autentico** nei rapporti. Devi essere genuino. Le relazioni vere si basano sulla fiducia reciproca e sulla capacità di mostrarsi vulnerabili. Le amicizie devono crescere piano piano, senza forzare i tempi. Rispetta i confini altrui e prenditi cura delle persone intorno a te, perché non è solo questione di chiedere aiuto ma anche di essere disponibile quando gli altri hanno bisogno di te. Ricorda: spesso, ricevere sostegno è una strada a doppio senso. In un certo senso, dai e ricevi.

Ora, tutto porta a qualcosa di molto interessante chiamato "**ammortizzazione** sociale". Sembra strano, vero? Ma non lo è affatto. Immagina di avere un cuscino che attutisce i colpi quando cadi. Proprio questo fa la tua rete di supporto: ammortizza gli urti della vita. Le ricerche mostrano quanto il supporto sociale possa rafforzare la tua **resilienza** emotiva. Le persone che hanno un forte sistema di supporto tendono a gestire meglio stress e ansia. Sai perché? Perché parlandone con qualcuno, sentendoti ascoltato, ti alleggerisci. È come scaricare un peso che ti portavi dentro. Questa condivisione, infatti, crea quel senso di appartenenza che è fondamentale per sentirsi meno soli.

Passando ad altro, per identificare e rafforzare la tua rete di supporto, puoi usare una tecnica chiamata "**Mappatura** del Supporto". Allora, prendi carta e penna o una mappa digitale, e comincia. Pensa a chi puoi rivolgerti nei momenti di necessità, e disegna una mappa con il tuo nome al centro e i nomi delle tue persone chiave intorno. Può essere un amico, un parente, un collega di lavoro o persino qualcuno che hai conosciuto online ma con cui hai instaurato un buon rapporto. Una volta fatto questo, analizza le tue **connessioni**. Chiediti: hai abbastanza persone a cui rivolgerti?

Se la risposta è no, forse è il momento di investire un po' più di tempo in alcune relazioni.

Rafforzare i **legami** significa anche trascorrere del tempo di qualità insieme. Non basta scriversi ogni tanto sui social. Organizza degli incontri, delle cene o anche solo delle videochiamate, se le circostanze lo richiedono. La presenza fisica o visiva contribuisce molto a creare una connessione più forte. Occhi negli occhi, anche se è in digitale, il contatto è diverso, più reale.

In sintesi, creare un sistema di supporto personale è un processo che richiede tempo e **impegno**, ma che ripaga immensamente in termini di resilienza emotiva. Una buona rete non solo ti fornisce un cuscino per attutire le cadute, ma potenzia anche la tua capacità di sopportare e superare le difficoltà della vita. Usa la Mappatura del Supporto per visualizzare e rafforzare i tuoi legami esistenti - e sarai meglio preparato ad affrontare le sfide, sempre con qualcuno al tuo fianco.

Esercizio Pratico: Piano di Costruzione della Resilienza

Parlare di **resilienza** emotiva è fondamentale, ma per costruirla devi sapere da dove parti. Ecco perché il primo passo è valutare la tua attuale resilienza utilizzando uno strumento di auto-valutazione. È come fare una fotografia del tuo stato emotivo attuale per capire cosa funziona e dove c'è spazio per migliorare. Prenditi qualche minuto per rispondere a domande semplici ma profonde su come reagisci alle difficoltà, come gestisci lo **stress** e quanta fiducia hai nelle tue capacità di superare le avversità.

Ora che hai una foto chiara della tua resilienza, passiamo al passo successivo: identificare le aree chiave per migliorare la tua regolazione emotiva. Quindi, se il test rivela che sei bravo a mantenere la calma in situazioni di stress ma fai fatica a mantenere relazioni positive, quello è un punto su cui vale la pena lavorare. Oppure, se scopri di avere difficoltà a recuperare velocemente dopo una delusione, allora quel campo richiede particolare attenzione.

Con queste informazioni in mano, arrivi al terzo passo: scegliere tre specifiche **strategie** su cui concentrarti per costruire la resilienza. Innanzitutto puoi concentrarti sulla mindfulness, che ti aiuta a essere più presente e meno reattivo. Anche il journaling è fantastico, scrivere i tuoi pensieri può chiarire le emozioni e darti un senso di sollievo. E perché non aggiungere un po' di esercizio fisico? Muovere il corpo fa miracoli per la mente.

Bene, ora non ti resta che creare un **programma** di pratica giornaliero o settimanale per queste strategie. La mindfulness la puoi praticare ogni mattina per dieci minuti. Dedica dieci minuti serali al journaling prima di andare a dormire. Per l'esercizio fisico, magari inizia con una camminata tre volte a settimana. Piccoli passi, ma costanti.

Andando avanti, è importante impostare delle misure di responsabilità per assicurarti di fare la pratica con costanza. Puoi fare tutto con un amico, tenervi aggiornati sui progressi l'un l'altro. O magari puoi segnarti tutto in un calendario visibile che ti ricordi di rispettare i tuoi **impegni**.

È fondamentale tenere traccia dei tuoi progressi e notare i cambiamenti nelle tue risposte emotive. Ogni settimana, prendi nota su come ti senti. Ti accorgi magari di essere meno agitato quando emergono problemi? O, forse, riesci a esprimere meglio le tue emozioni positive. Importante notare questi piccoli **cambiamenti**.

Infine, potresti scoprire che qualche strategia che avevi scelto non ti sta aiutando tanto quanto pensavi. Qui interviene l'ultimo passo: aggiusta il tuo piano secondo necessità in base alle tue **esperienze** e ai risultati ottenuti. Se la mindfulness, ad esempio, non funziona come pensavi, forse hai bisogno di cambiare approccio, magari provando una tecnica di rilassamento diversa o aggiungendo cicli di respirazione profonda.

Ad ogni passo, adatta, cambia, sperimenta—stai costruendo la tua resilienza, e ogni piccola azione ti avvicina ad una versione più forte di te. Continua su questa strada e ti sentirai sempre meno ancorato al passato, pronto a creare un **futuro** più positivo e sereno, senza sensi di colpa.

In Conclusione

Siamo giunti alla fine di questo capitolo, e ci sono molte cose importanti da ricordare. È stato un **viaggio** ricco di informazioni che sicuramente ti aiuteranno a essere più forte e a gestire meglio le tue **emozioni**.

In questo capitolo hai scoperto l'importanza di imparare **strategie** salutari per gestire lo stress e le emozioni. Hai capito come la "regolazione emotiva" possa migliorare la tua capacità di affrontare situazioni difficili. Hai esplorato il concetto di "**intelligenza** emotiva" e come possa aiutarti a superare i traumi familiari. Hai anche appreso l'importanza dell'"auto-compassione" e come possa favorire la **guarigione** emotiva. Infine, hai compreso come costruire e mantenere una rete di **relazioni** di sostegno possa fare una grande differenza.

Questi punti chiave sono **strumenti** essenziali per fortificarti e affrontare le sfide della vita con un cuore più aperto e resiliente. Ti incoraggio a mettere in pratica tutto ciò che hai imparato in questo capitolo e a osservare come queste nuove abilità possano fare la differenza nella tua vita quotidiana.

Vai avanti con **sicurezza** e sappi che hai il potere di migliorare il tuo benessere emotivo. Forza e coraggio!

Capitolo 11: Riconquistare il Proprio Potere Personale

Hai mai **pensato** a quanto influisci sul tuo **destino**? A volte, mi sorprendo pensando a come molto dipenda solo dagli altri. Ma non deve essere così, giusto? In questo capitolo, voglio mostrarti come **trasformare** quest'abitudine. Tu ed io faremo un **viaggio** insieme, alla scoperta della strada verso un nuovo modo di vivere. Qui, scoprirai quanto è **incredibile** sentirsi più sicuro di te stesso, lasciar andare la necessità di piacere a tutti e iniziare a fidarti delle tue **capacità**. E non finisce qui... Dopo tutto questo, sarai in grado di fare **scelte** significative per la tua vita. Iniziamo? Attendi solo di vedere come cambia il modo in cui ti vedi. Strappiamo via quelle catene invisibili, uno strato alla volta. Sei **pronto**? Beh, preparati... sarà affascinante!

Formazione sull'assertività per i sopravvissuti a traumi

Parlare della propria esperienza con i **traumi** familiari non è mai semplice. Però, avere delle tecniche per esprimere **bisogni** e confini in modo chiaro e rispettoso può fare la differenza. Essere **assertivi**, in sostanza, significa dire quello che pensi senza ferire chi ti sta intorno. Che poi è un'arte mica da poco, specialmente per chi ha vissuto situazioni difficili o irrisolte, vero?

Puoi iniziare con piccole affermazioni, tipo "oggi preferirei non parlare di questo" o "non mi sento a mio agio quando succede questo". Pensa a frasi semplici e dirette che possono aiutarti a far capire meglio i tuoi bisogni e a stabilire dei confini chiari. Magari all'inizio ti sembrerà faticoso, ma vedrai che piano piano diventerà quasi naturale.

Cambiare il tuo modo di **comunicare** può davvero aiutarti nella tua guarigione dai traumi familiari. Sarebbe come ribaltare uno schema che ti ha sempre visto in difficoltà. Magari provi con la "comunicazione assertiva", va?

Comunicazione assertiva e guarigione dai traumi familiari

Comunicare assertivamente significa essere diretto e onesto senza essere aggressivo. Dovresti essere capace di affermare i tuoi diritti o bisogni senza calpestare quelli degli altri. È come portare un vento fresco nella tua vita quotidiana, dove non c'è spazio per i malintesi o le frustrazioni che magari hai accumulato negli anni. La comunicazione assertiva è fondamentale per recuperare **autostima** e fiducia. Ma come si possono applicare queste tecniche nella tua vita?

Ovviamente non è immediato. Prima di tutto, cerca di gestire i tuoi stati d'animo. Troverai che quando sei calmo, spiegare quello che senti diventa molto più facile. E se ci pensi, sarai più convincente quando non sei sopraffatto dalle emozioni. Fare pratica davanti allo specchio potrebbe sembrare sciocco, ma rende meno perché innanzitutto esprimi solo per te stesso. Provaci!

Una tecnica molto pratica è quella delle "I-Statement".

Formula dell'"I-Statement" per essere assertivi

L'"I-Statement" è una vera e propria formula che puoi seguire: "Quando [azione specifica], mi sento [**sentimento**], perché [motivazione]. Quello che vorrei invece è [**bisogno**]." Ti faccio un esempio. "Quando urli, mi sento spaventato perché mi ricorda i litigi a casa. Quello che vorrei invece è parlare in modo calmo." Semplice, no? Ma incredibilmente efficace.

Be', diciamo ci vuole un po' di pratica. Non devi essere un professionista della parola, ma chiaro e conciso. Non ti preoccupare se all'inizio inciampi un po'; come ogni cosa, più ti eserciti, meglio viene. Capisci come la tecnica sia una sorta di potere nascosto per farti valere. Che, poi, è tutto qua la questione: farti rispettare.

L'applicazione di questa tecnica è come la chiave per riaprire porte chiuse dalla sofferenza accumulata. Probabilmente incontrerai resistenza, ma devi ricordarti che è tutto per il tuo bene. Alla fine della giornata, la **comunicazione** assertiva è un potente strumento per liberarsi dal peso del passato.

E chissà, un giorno ti ritroverai a dire "Wow, guarda fin dove sono arrivato." Quella sarà la tua vittoria personale.

Superare la tendenza a compiacere gli altri

Smettere di **compiacere** tutti... suona difficile, vero? Ma è proprio necessario per riprenderti il tuo spazio. Hai mai notato come a volte sacrifichi le tue esigenze solo per evitare malcontenti degli altri? Devi imparare a riconoscere questi schemi e cercare di cambiarli.

Iniziare a vedere questi modelli può essere complicato. Magari ti senti utile quando accontenti tutti, ma è importante capire quando stai esagerando. Sei sempre il primo a dire "sì" anche quando vorresti davvero dire "no"? A volte significa prenderti un momento e chiederti: "Sto facendo questo perché lo voglio davvero, o solo per non deludere gli altri?" Diventa cruciale dare **priorità** ai tuoi bisogni, non puoi sempre metterti in secondo piano per accontentare il resto del mondo.

Adesso, parliamo della "**codipendenza**". Questo concetto è un po' più complesso ma ugualmente importante. In pratica, la codipendenza è quando il tuo benessere dipende troppo dal soddisfare i bisogni degli altri. Ha radici profonde nel trauma familiare. Forse hai imparato da piccolo che la tua felicità dipendeva da quanto riuscivi a far felici gli altri. Che pressione, vero? È come se avessi imparato ad ignorare i tuoi sentimenti, facendo i conti quotidianamente con il bisogno di compiacere. Ma non è troppo tardi per cambiare.

Questo ci porta all'**inventario** del compiacimento. Una sorta di strumento per aiutarti a identificare e affrontare i comportamenti di compiacimento. Prenditi del tempo per riflettere. Fai una lista delle situazioni in cui hai detto "sì" quando avresti voluto dire "no". Scopri i motivi dietro al tuo comportamento. È difficile ma liberatorio rendersi conto di quanto spesso metti gli altri al primo posto.

Ecco qualche domanda da farti:

• Questa scelta mi rende davvero felice?

• Sto facendo questo per evitare conflitti?

• Mi sento in colpa all'idea di dire "no"?

Fa un passo indietro e osservati. Potresti scoprire che hai sviluppato delle **abitudini** molto radicate, ma nessuna di queste è irremovibile.

Adesso, riconoscere cosa hai buttato giù è solo il primo passo. Il difficile è cambiare quei comportamenti. Tieni a mente che, inizialmente, potresti sentirti egoista. Ma non lo sei. Dire "no" quando necessario è fondamentale per il tuo **benessere**. Sei stato troppo a lungo intrappolato nelle aspettative degli altri, è ora di dare ascolto ai tuoi bisogni. Educa piano piano chi ti sta intorno ai tuoi nuovi confini, spiegando con calma quando non sei disponibile.

Sarà un percorso. Una volta, una mia cara amica mi ha detto: "Non è egoismo, è **amor proprio**." E aveva ragione. Prendersi cura di se stessi permette anche di essere di vero supporto agli altri, senza sentirsi prosciugati o forzati. Non devi smettere di essere generoso – solo imparare i tuoi limiti.

Quindi, ascolta te stesso. Comincia a fare scelte che risuonano davvero con chi sei e con quello che desideri per il tuo futuro. Non devi cambiare in un solo giorno; il processo è graduale, fatto di tanti piccoli passi.

Ricorda: riconoscere è iniziare a **guarire**. E tu, con calma, puoi riprendere il tuo potere personale e vivere una vita più autentica e soddisfacente.

Sviluppare fiducia in se stessi e sicurezza

Sviluppare **fiducia** in te stesso è fondamentale per guarire dalle ferite familiari e creare un futuro positivo. Per riuscirci, devi imparare a validare internamente te stesso. Questo significa riconoscere e apprezzare i tuoi successi, anche i più piccoli. Pensa a quante volte cerchi l'approvazione degli altri per sentirti bene con te stesso. È una trappola comune. Invece di aspettare che qualcun altro ti dica che hai fatto un buon lavoro, impara a dirlo tu stesso. Basta iniziare con frasi tipo: "Ho fatto un ottimo lavoro su questo progetto," o "Sono fiero di come ho affrontato quella situazione difficile."

Continua a cercare momenti durante la giornata per sottolineare ciò che fai bene. Annota su un diario i tuoi piccoli **trionfi**. Non devono essere conquiste eroiche, magari solo aver terminato una lista di cose da fare. Questi piccoli passi rafforzano la fiducia in te stesso.

Diamo un'occhiata all'importanza dell'**auto-efficacia**. L'auto-efficacia è la capacità di credere nelle proprie abilità per superare le sfide. È come un muscolo - più lo usi, più diventa forte. Quando credi di potercela fare, è più probabile che tu abbia **successo**. Pensa a quando hai imparato a guidare: eri nervoso all'inizio, forse hai sbagliato qualcosa, ma con la pratica e la fiducia nelle tue capacità, è diventato naturale. Questo è l'auto-efficacia in azione.

Se riesci a sviluppare una forte sensazione di auto-efficacia, ti sarà più facile affrontare le sfide della vita. Quando incontri un ostacolo, invece di pensare "Non ce la farò mai," inizia a pensare "Posso farcela." Questo cambio di **mentalità** è come avere una mappa per trovare il modo migliore per aggirare o superare l'ostacolo.

Passiamo ora a una tecnica pratica - una **visualizzazione** su come costruire fiducia in te stesso. Chiudi gli occhi e immagina una versione di te forte e sicura. Questa versione di te è in piedi davanti a uno specchio, guarda dritto negli occhi dell'immagine riflessa e sorride. Tu sai che questa versione di te può affrontare tutto ciò che la vita gli mette davanti. Passa alcuni minuti ogni giorno a visualizzare questa immagine e sentiti come se fosse reale. Sentila crescere dentro di te.

Mentre continui con queste visualizzazioni, puoi iniziare a incorporare **affermazioni** positive. Frasi come "Sono capace," "Ho la forza di superare qualsiasi cosa," e "Posso fare tutto ciò che mi propongo di fare," aiutano a cementare questa nuova fiducia in te stesso. La visualizzazione e le affermazioni sono una combinazione potente.

Collegando insieme questi tre approcci - la validazione interna, la costruzione dell'auto-efficacia, e la visualizzazione - stai dando a te stesso gli strumenti necessari per costruire una solida base di fiducia e **sicurezza**. Non si tratta di un cambiamento che avviene durante la notte, ma attraverso piccoli passi e costante pratica. Gradualmente, inizierai a vedere come queste tecniche possono trasformare il modo in cui ti vedi e come affronti la vita.

Prosegui in questo percorso con **determinazione** e costanza, perché alla fine, la fiducia è qualcosa che solo tu puoi costruire per te stesso. Buona fortuna!

Fare scelte di vita consapevoli

Prendere **decisioni** in linea con il tuo vero io e i tuoi **valori** è fondamentale per vivere una vita che rispecchia chi sei veramente. Spesso ti lasci trascinare dai desideri degli altri, dalle aspettative imposte dalla famiglia, o persino dalle norme sociali. Per ritrovare il vero te stesso, devi iniziare ad ascoltarti di più. Chiediti: cosa vuoi davvero? Cosa ti fa sentire vivo? Queste domande sono il punto di partenza per comprendere i tuoi valori; sono il tuo faro.

Per esempio, forse hai sempre sognato di **dipingere**, ma hai seguito un'altra strada perché i tuoi genitori desideravano per te una carriera più stabile. In questo caso, accettare la tua passione per l'arte e trovare un modo per inserirla nella tua vita è un passo verso l'autenticità. Pensaci: ti svegli ogni giorno sentendoti autentico o sembra che tu stia impersonando un altro ruolo?

Andare in profondità significa scoprire i tuoi desideri e valori e agire di conseguenza. Se valori come onestà e **creatività** sono importanti per te, le scelte che fai dovrebbero rifletterlo. Altrimenti, finisci col sentirti disconnesso e insoddisfatto. È come cercare di inserire un pezzo di puzzle dove non si adatta.

Oppure, potresti valorizzare il tempo con la famiglia e scegliere di lavorare meno ore per vedere i tuoi cari: ci vuole coraggio, ma vivere in allineamento con i tuoi valori ti porta una felicità duratura.

Così, sentirti in pace e intercettare i tuoi desideri ti fa agire dal cuore, senza la paura del giudizio.

Passiamo al concetto successivo: l'**autodeterminazione**. Ti sei mai sentito intrappolato in una vita che non sembra scelta da te? L'autodeterminazione riguarda proprio questo: prendere le redini e fare delle scelte che rispecchiano te stesso, piuttosto che ricadere nei pattern familiari.

Molti di noi crescono con modelli prestabiliti, spesso tramandati dalla famiglia. Magari hai sempre fatto le stesse scelte dei tuoi genitori perché era più semplice o per paura delle conseguenze. L'autodeterminazione ti permette di interrompere questi cicli, prendendo in mano la tua vita.

Se ripercorri, quante cose hai fatto solo perché te le hanno sempre suggerite così? Autodeterminarsi significa dire di no quando è necessario, persino se fa male all'inizio. Significa anche riscrivere la tua storia con **decisioni** che riflettono chi sei ora, non chi pensavano dovessi essere. Riflettere e agire sono passaggi indispensabili per sviluppare un'autodeterminazione consapevole e liberatoria.

Infine, parliamo della tecnica della "**Matrice Decisionale**". A volte è difficile prendere decisioni chiare. Questa matrice ti aiuta a valutare le scelte con consapevolezza, mettendo i pro e i contro davanti a te.

Come si fa? Dividi un foglio in 4 quadranti. In alto a sinistra, scrivi "Pro". In alto a destra, scrivi "Contro". Nel quadrante in basso a sinistra, elenca i tuoi valori, ciò che è importante per te. E nel quadrante in basso a destra, elenca le paure o le resistenze.

Prendiamo un esempio concreto: stai decidendo se cambiare lavoro. Nei Pro, metti tutte le cose positive come maggior stipendio, nuove esperienze. Nei Contro, elenca le incognite e le paure, come la mancanza di stabilità. Nei tuoi valori, includi ciò che rispecchia te stesso: crescita personale, sfida. Infine, nel quadrante delle paure, metti ciò che ti frena, come la paura dell'ignoto.

Questo schema ti offre una visione chiara e completa, che facilita il processo decisionale. Vedere tutto nero su bianco ti aiuta a bilanciare logica ed emozioni, rendendo le tue scelte consapevoli e ben ponderate... non casuali o dettate dall'impulso.

In conclusione, fare scelte di vita consapevoli significa vivere in sintonia con chi sei, dotato di autodeterminazione e utilizzando **strumenti** che chiariscono i tuoi pensieri. Vivendo così, puoi affrontare ogni passo della tua vita con fiducia e serenità.

Esercizio Pratico: Dichiarazione di Empowerment Personale

Parliamo di **empowerment** personale. È un percorso che puoi intraprendere per riconquistare il controllo sulla tua vita e allinearti con i tuoi veri desideri.

Rifletti sui tuoi **valori** fondamentali e desideri autentici. Quando chiudi gli occhi e pensi a cosa conta davvero per te, quali idee, principi e aspirazioni emergono? Potresti scoprire che la famiglia, l'onestà e la pace interiore sono importanti per te. O forse è l'avventura, la libertà e la crescita personale. Siamo tutti unici e questi valori sono le fondamenta della nostra vita. Prova a fare una lista per iscritto dei tuoi valori e dei desideri più profondi. Quel che scrivi diventerà la guida invisibile delle tue azioni future.

Ora, non è sempre facile... bisogna fare un po' di autoanalisi ed essere sinceri con sé stessi. Anche se non tutto appare subito chiaro, basta riflettere con calma e sincerità.

Identifica le **aree** della tua vita in cui vuoi riprendere il controllo. Adesso, pensa ai vari aspetti della tua vita. Lavoro, relazioni, salute, passatempi... dove senti che potresti stare meglio? Magari sei insoddisfatto della tua carriera e desideri più autonomia. O forse è nelle relazioni che senti di dover recuperare terreno, cercando rapporti più genuini e meno tossici. Segui una linea guida personale: se qualcosa ti fa sentire bloccato o a disagio, è lì che devi agire. Elenca queste aree; questo è un passo essenziale per riconoscere da dove partire.

Quindi, con questi punti chiariti, passiamo al cuore dell'esercizio.

Scrivi una **dichiarazione** che riassuma il tuo impegno verso l'empowerment personale. Metti su carta le tue intenzioni. Scrivi qualcosa che riassuma il tuo impegno verso te stesso. Puoi cominciare in modo semplice: "Mi impegno a..." e continua con ciò che desideri per te stesso. Per esempio: "Mi impegno a seguire i miei veri interessi professionali e a migliorare le mie relazioni basandole sulla sincerità e il rispetto." Questa dichiarazione diventa il tuo promemoria personale, ricordandoti delle tue priorità. Non deve essere perfetta; deve solo risuonare con te.

Ma una dichiarazione da sola non basta.

Crea una lista di **azioni** specifiche che supportino la tua dichiarazione di empowerment. Scrivi delle azioni concrete che ti aiutino a realizzare quanto espresso nella tua dichiarazione. Se hai detto di voler migliorare nelle relazioni, pensa a cosa potrebbe aiutarti: meno social, più conversazioni reali. Oppure, se desideri un cambiamento lavorativo, metti insieme un piano che preveda, per dire, l'acquisizione di nuove competenze. Sono i piccoli passi che portano ai grandi cambiamenti. Indicare ogni giorno qualcosa di specifico ti aiuta a mantenere il focus.

Adesso arriva la parte interessante: la condivisione.

Condividi la tua dichiarazione con un amico **fidato** o una persona di supporto. Sembra semplice, ma condividere la tua dichiarazione con qualcuno di cui ti fidi rende tutto più reale. Magari un tuo amico, un famigliare o un mentore. Quel qualcuno potrà darti supporto nei momenti difficili e celebrare con te i piccoli successi. È un passo che rafforza il tuo impegno. Potrebbe essere utile anche raccogliere feedback, per vedere se qualcosa potrebbe suonare più genuino.

E non fermiamoci qui.

Metti la tua dichiarazione in un posto ben visibile come **promemoria** quotidiano. Un promemoria visibile ti aiuterà a tenere il focus sulla tua missione personale. Attacca la dichiarazione sul frigorifero o sulla bacheca al lavoro. L'idea è di ricordarti ogni giorno del tuo impegno. Del perché hai iniziato questo percorso e di cosa vuoi davvero ottenere. Non sottovalutare l'importanza del promemoria visivo; funziona davvero!

Infine, il cambiamento non è mai statico.

Rivedi e modifica la tua dichiarazione regolarmente mentre **cresci** e evolvi. Man mano che cresci, potrebbero cambiare le tue esigenze e priorità. Non è una questione da una volta per tutte; è un processo dinamico. Prenditi il tempo di rileggere e, se necessario, aggiornare la tua dichiarazione. Una volta ogni tanto, magari ogni due mesi, rivisita quelle parole. Sei ancora sulla strada giusta? C'è qualcosa che non risuona più? Prendi in mano la tua penna e cambia ciò che senti che deve essere cambiato.

Questi sono i passi per creare e mantenere una dichiarazione di empowerment personale. È il tuo piccolo segreto per rimanere focalizzato, motivato e, soprattutto, fedele a te stesso.

In Conclusione

Questo capitolo è stato ricco di importanti **insegnamenti** per riprendere il controllo della tua vita e rafforzare la tua **autostima**. Abbiamo esplorato vari aspetti cruciali che possono aiutarti a guarire da **traumi** familiari e creare un futuro migliore. Ecco i punti chiave di ciò che hai imparato:

Hai visto **tecniche di assertività** per esprimere i tuoi bisogni e confini in modo chiaro e rispettoso. Hai capito l'importanza della **comunicazione** assertiva nel processo di guarigione dai traumi familiari. Hai imparato a utilizzare la formula "Io sento" per esprimere pensieri e sentimenti in modo assertivo. Hai anche scoperto come riconoscere e cambiare i modelli di eccessiva accomodazione che derivano da trauma familiare. Infine, hai esplorato **strategie** per costruire convalida interna e auto-affidamento.

Siamo giunti alla fine di questo capitolo, e spero che gli **strumenti** e le informazioni condivise ti abbiano arricchito e fornito nuove prospettive. Metti in pratica ciò che hai letto: esprimiti con chiarezza, fidati di te stesso e fai **scelte** che rispecchino i tuoi valori profondi. Ricorda, il **potere** di cambiare e migliorare la tua vita è nelle tue mani. Vai avanti e rendi ogni giorno un nuovo inizio!

Capitolo 12: Affrontare la separazione e i modelli relazionali

Ti sei mai chiesto come le tue **relazioni** influenzano profondamente la tua vita **emotiva**? Quando ho iniziato a esplorare questi temi, non avrei mai immaginato quanti **cambiamenti** avrebbero portato. In questo capitolo, troverai un mix di riflessioni personali e suggerimenti concreti che ti aiuteranno a capire meglio le **dinamiche** relazionali.

Avrai modo di scoprire vecchie **ferite** e capire in che modo influenzano i tuoi rapporti attuali. Ho trovato tanto valore nel mettermi in gioco con queste idee e sono convinto che anche tu ne trarrai **beneficio**. Imparare a riconoscere il linguaggio centrale dei rapporti può davvero aprirti gli occhi.

Sarà una lettura che ti guiderà passo dopo passo verso la creazione di relazioni più sane e appaganti. Inoltre, ci sarà anche una pratica utile per analizzare i tuoi **modelli** relazionali. Sei pronto a scoprire un nuovo lato di te stesso e migliorare le tue **interazioni** quotidiane?

Condensare questo capitolo in sole 150 parole è stata una vera sfida... Buona lettura!

Comprendere gli Impatti della Separazione Precoce

Allora, parliamo di come le **separazioni** precoci dai caregiver possano influenzare le tue relazioni da adulto. Quando sei separato presto da chi si prendeva cura di te, magari un genitore o un cosiddetto caregiver, subisci un **impatto** emotivo significativo. Potresti non accorgertene ma, col tempo, questo tende a riflettersi nei tuoi rapporti. In concreto, è come se mancasse una base sicura che influenza poi il modo in cui ti **relazioni** con gli altri da grande.

Spesso, chi ha avuto queste esperienze può manifestare un certo attaccamento ansioso o evitante. Se non sei sicuro di te, potresti avere la tendenza a essere iper-vigilante. E inevitabilmente, questo pesa sulle tue relazioni, rendendole poco soddisfacenti.

Passiamo ora al concetto della teoria dell'attaccamento, che è strettamente legato.

La teoria dell'**attaccamento** è il punto centrale. Spiega come i legami formati durante l'infanzia influenzino i rapporti futuri. Fare tuo questo concetto può davvero cambiare il modo in cui vedi le tue relazioni. Fondata da John Bowlby, la teoria sostiene che formiamo un attaccamento primario che guida le nostre **emozioni**. E ci portiamo appresso questi modelli di attaccamento nelle relazioni da adulti. Se hai avuto un attaccamento sicuro da piccolo, sarà più semplice cercare e mantenere relazioni sane. Altrimenti, aspettati delle sfide.

C'è un modo per guadagnare **consapevolezza** di tutto questo. Lorenzetti, nota psicoterapeuta, suggerisce esercizi specifici per reinterpretare i tuoi schemi di attaccamento, perché effettivamente è possibile riconoscere e modificare i propri comportamenti.

Ora capiamo come capire se sei stato influenzato da queste esperienze precoci. Parliamo dell'Impatto della Separazione. Te ne accorgi perché c'è una valutazione che ti aiuta a comprenderlo.

Facciamo insieme questa valutazione. Pensi spesso che le persone ti abbandonino? Oppure, senti di essere troppo attaccato e che il tuo amore non sia ricambiato? Compi spesso azioni impulsive quando il tuo partner si allontana? Se rifletti su queste domande e trovi affermazioni simili nella tua vita, la separazione precoce ha sicuramente delle radici profonde.

Fare riflessioni come queste ti mette in una posizione di consapevolezza. Finalmente un **cambiamento**. Comprendi che non sei tu il problema ma il risultato di eventi passati. E qui cerchiamo la luce—rilevare quello che è radicato nel passato, lasciare andare e costruire relazioni migliori per il futuro. Creare un futuro positivo, come se davvero quel carico emotivo appartenesse solo a ieri.

Non stiamo parlando di qualcosa che accade dall'oggi al domani. Vedi come richiede tempo e lavoro su te stesso? Ma intanto è un gran passo, riconoscere da dove derivano certe dinamiche di coppia o di amicizia, slegarsi dal peso e guardarsi allo specchio un po' più leggeri.

E in un certo senso, direi che siamo alla fine della parte sulla separazione precoce... Ti parlerò poi di come rimandare soltanto, cambiandoti il cuore, cambiando il tuo comune sentire.

Affronta con gentilezza quello che è. Cambierà notevolmente la tua **prospettiva**, e ti vedrai presto a creare meno conflitti emozionali con chi ami. Che è già molto.

Riconoscere il Linguaggio Fondamentale delle Relazioni

Capire i temi e i modelli che emergono nelle tue relazioni romantiche è come guardare un film più volte: inizi a notare gli stessi cliché che si ripetono. Spesso ti **innamori** delle stesse tipologie di persone, vivi le stesse situazioni dolorose e hai gli stessi litigi. Perché succede? Si tratta dei modelli relazionali che hai interiorizzato dall'infanzia, dalla tua famiglia. Questi temi si radicano nel tuo inconscio e ti portano a ripetere errori e situazioni, come se fossi un attore di un copione già scritto.

Potresti notare **risentimenti** che tornano ciclicamente, un bisogno di approvazione che non sembra mai placarsi o addirittura l'irresistibile attrazione verso chi è emotivamente non disponibile. Queste dinamiche riflettono problemi irrisolti e paure profonde. Prenditi un momento per riflettere sulle tue ultime relazioni. Riesci a vedere dei pattern che si ripetono?

Ma non è tutto nero: riconoscere questi modelli può essere liberatorio e il primo passo verso relazioni più sane.

La "compulsione alla **ripetizione**" è un concetto psicologico che suona più complicato di quanto sia in realtà. Si basa su questa semplice idea: tendi a ripetere inconsciamente situazioni passate, anche quando ti hanno fatto soffrire. Quasi sempre, è la mente che cerca di risolvere traumi e ricordi dolorosi, proprio come un disco incantato.

Prova a pensare a quelle **relazioni** che sembrano sempre crollare allo stesso punto. Conduci le stesse battaglie, attrai gli stessi partner con problemi simili, ti innamori delle stesse personalità dannose. È come se la tua mente selezionasse volontariamente esperienze che assomigliano alle ferite del passato, sperando di lavorarci sopra e curarle.

Ma sai cosa? Quando inizi a riconoscere questo schema, puoi intervenire. Scegliere attivamente di rispondere diversamente. Fare nuove scelte è possibile!

E se vuoi visualizzare chiaramente queste **dinamiche** che tendono a ripetersi, ti consiglio l'esercizio di mappatura dei "Modelli Relazionali". È un po' come disegnare una mappa del tesoro della tua vita amorosa, ma con l'obiettivo di identificare le trappole da evitare.

Prendi un foglio di carta e dividi il tempo per intervalli. Ogni intervallo rappresenta una relazione importante della tua vita. Sotto ogni intervallo, scrivi i tratti principali della relazione: le caratteristiche del partner, le **emozioni** dominanti, i problemi più frequenti. Una carta visiva delle tue relazioni può essere molto rivelatrice. Vedrai schemi che magari non avevi mai notato prima - è tutto davanti ai tuoi occhi, ogni tema ricorrente, ogni pattern fastidioso.

Quando vedi questi modelli, puoi iniziare a interrogarti: sta succedendo anche ora nella tua attuale relazione? Come puoi rompere questa **compulsione**? Guarda questa mappa e usala come uno strumento per il cambiamento.

In definitiva, riconoscere il "linguaggio fondamentale delle relazioni" e comprendere come racconti le tue storie d'amore e quali temi continui a recitare, è la chiave per aprire le porte di relazioni più sane e appaganti. Analizza attentamente, **mappa** le tue esperienze, e preparati a riscrivere il tuo futuro sentimentale in meglio.

Guarire le Ferite dell'Attaccamento

Parliamo delle **ferite** di attaccamento che ti porti dietro, a volte inconsapevolmente, per tutta la vita. Molte persone vivono la sensazione di non sentirsi mai abbastanza sicure nelle **relazioni**. Forse senti di non meritare amore o di dover sempre guadagnarti l'affetto degli altri.

Affrontare questi stili di attaccamento insicuri non è una passeggiata, ma è possibile. Un primo passo potrebbe essere individuare il tipo preciso: pauroso, ambivalente o evitante. Se ti rendi conto di avere difficoltà a fidarti degli altri o tendi a mantenerli a distanza emotiva, significa che ti trovi in un pattern evitante. Al contrario, se hai costantemente paura di essere abbandonato, puoi rientrare nello stile ambivalente. Lo stile pauroso, invece, è caratterizzato da una forte ambivalenza; desideri intimità, ma hai paura del rifiuto e, di conseguenza, puoi alternare momenti di vicinanza emotiva a momenti in cui ti chiudi a riccio.

Per **guarire** da questi pattern diventa cruciale riconoscere e, passo dopo passo, lavorare su te stesso, magari facendoti aiutare da un terapeuta. Strategie come la terapia cognitivo-comportamentale (CBT) o esercizi di mindful compassion sono di grande aiuto. Ma non basta fermarsi qui; devi prendere la decisione consapevole di voler cambiare e impegnarti costantemente. Creare **consapevolezza** rispetto ai tuoi pensieri automatici può aiutarti a modificarli. Più ti alleni a identificare modelli di pensiero tossici, più sarai in grado di sostituirli con convinzioni più fondanti, che ti permettano di creare relazioni più solide.

A proposito di creare sicurezza nelle relazioni, c'è un concetto chiave che fa davvero la differenza: l'attaccamento sicuro acquisito.

Molti pensano che l'attaccamento sicuro si sviluppi solo nell'infanzia, ma non è proprio così. Certo, crescere con genitori disponibili e affettuosi facilita le cose, ma anche da adulto puoi lavorare su di te. Diventare consapevole del tuo stile di attaccamento è solo l'inizio. Con **impegno** puoi sviluppare un attaccamento sicuro acquisito.

Che significa attaccamento sicuro acquisito? Semplicemente, creare intenzionalmente un ambiente emotivo dove ti senti al sicuro anche se non l'hai vissuto da piccolo. Costruire queste basi passa per esperienze ripetute e positive con partner, amici e anche con te stesso. Fondamentale è anche individuare e frequentare persone emotivamente sicure, che ti offrano quel supporto e quelle conferme che tanto ti mancano. Riconoscere e dare un nome ai tuoi sentimenti, lavorare sulla regolazione emotiva e avere comportamenti coerenti ti permette di diventare lentamente ma gradualmente più sicuro.

Passiamo ora ad un esercizio pratico che può aiutarti: la **visualizzazione** della Base Sicura.

Chiudi gli occhi e immagina un luogo dove ti sei sempre sentito protetto e accolto – potrebbe essere la casa dei nonni, una spiaggia speciale, o il divano di casa tua. Senti quella sensazione di calma pervaderti e cerca di tenerla viva. Ora immagina questa Base Sicura durante momenti di difficoltà o in presenza di persone care. Senti l'energia rassicurante che ti avvolge. Ogni volta che ti senti insicuro o spaventato, puoi tornare qui mentalmente. Più pratichi questo esercizio, più anche il tuo corpo lo interiorizzerà, offrendoti un rifugio emotivo sempre disponibile.

La **guarigione** dalle ferite di attaccamento non è un processo lineare – ci saranno alti e bassi. Ma impegnandoti costantemente e sfruttando queste strategie, puoi trasformare radicalmente il tuo modo di relazionarti e, soprattutto, costruire un futuro più sereno e appagante nelle tue relazioni.

Creare Modelli di Relazioni Sane

Oggi parleremo di come **formare** e mantenere relazioni sane ed equilibrate. A volte, le relazioni possono darti qualche grattacapo e farti chiedere perché siano così complicate. Ecco perché è fondamentale avere strumenti che facilitino questo processo.

Iniziamo con alcune tecniche utili. Innanzitutto, è importante **comunicare** apertamente con il tuo partner. Di' quello che senti e pensi senza giudizi o accuse. Molti rapporti falliscono perché le persone non parlano apertamente. Una volta sviluppata l'abitudine di comunicare, si passa a stabilire la fiducia reciproca. In pratica? Mostra al tuo partner che sei affidabile, facendo quello che dici di voler fare. E non dimenticare di **ascoltare**. Ascolta davvero, soprattutto quando l'altro parla dei propri sentimenti. Infine, concedi spazio. A volte, hai bisogno di tempo e autonomia per ricaricarti. È salutare e può rafforzare il legame.

Passiamo alla **differenziazione**. Sembra complicato, ma non è altro che essere te stesso mantenendo un legame forte con il tuo partner. Praticamente, bilanciare identità personale e identità di coppia. Questo è particolarmente importante perché quando smetti di metterti al primo posto, ti perdi nel rapporto. Il rispetto per te stesso e per l'altro è il cuore della differenziazione. Funziona così: scopri chi sei e cosa vuoi, e mantieni questo mentre costruisci legami sani e forti. Non mollare quello che ami, ma fallo con una consapevolezza di coppia.

E ora un ottimo punto del viaggio – l'**Accordo** di Relazione. Immagina di creare regole semplici e chiare con il tuo partner. Come una guida, evita fraintendimenti e conflitti. E non è affatto una creazione statica, ma qualcosa che evolve con voi. Un insieme di accordi su come gestire il tempo insieme, le finanze, il lavoro domestico e le aspettative. È come mettere tutto nero su bianco – hai la tua guida personalizzata per navigare il rapporto senza spiacevoli sorprese. Chiediti: cosa è più importante per te nella relazione? Fai lo stesso esercizio con il tuo partner e scambiate idee. Concordate insieme. Alla base ci sono rispetto e trasparenza.

Quindi, hai parlato chiaro, hai creato **fiducia**, hai ascoltato e ascolti, e nell'equilibrio ti trovi meglio. Hai anche la tua identità, rispetti il tuo bisogno di tempo personale senza compromettere l'amore. E con l'Accordo di Relazione non ci sono dubbi su cosa funziona per entrambi. Facile a dirsi, lo so... Ma nessuno ha detto che l'importante è farlo perfettamente. Prova, ed è tutto per migliorare.

Alla fine dei conti, queste tecniche e concetti portano ad un terreno più solido e positivo che rende le relazioni meno caotiche e più **gioiose**. Passi semplici che, se fatti con costanza e impegno, possono trasformare radicalmente il modo in cui ti connetti con le persone a cui tieni.

Quindi, come userai questi strumenti nelle tue relazioni? Quel tocco di differenziazione, quel punto chiaro nel famoso Accordo, quella chiarezza nel parlare? In bocca al lupo in questa tua **avventura**.

Esercizio Pratico: Analisi del Modello di Relazione

Iniziare elencando le tue **relazioni** romantiche significative è un passo fondamentale. Ti permette di vedere tutto chiaramente, quasi come se stessi facendo un inventario emozionale. Prendi un foglio e una penna, o apri una nota sul cellulare, e inizia. Chi sono state le persone più rilevanti nel tuo percorso amoroso? Forse c'è stato un amore adolescenziale tumultuoso, seguito da una relazione più stabile ma infelice. Segna anche i risultati: separazioni, silenzio reciproco, amicizia ritrovata.

Questo esercizio ti porta direttamente al secondo passo: identificare i temi o **modelli** comuni. Magari scoprirai che molte delle tue relazioni sono terminate perché ti sentivi trascurato. Oppure, tutte sembravano perfette all'inizio ma poi si spegnevano rapidamente. Notare queste cose è come osservare dei fili in un tessuto—ti aiuta a capire meglio il disegno globale.

Dopo aver individuato questi modelli, puoi passare al terzo passaggio: riflettere su come questi potrebbero essere collegati alla tua **storia** familiare. Trascrivi le tue iniziali intuizioni sul perché potrebbe essere così. Hai visto i tuoi genitori affrontare le relazioni in un certo modo? C'era un certo schema di comportamento che veniva costantemente replicato? Forse tuo padre ha sempre fatto sentire tua madre non apprezzata e tu hai replicato questo comportamento senza nemmeno rendertene conto.

Adesso, fra tutti i modelli identificati, scegli quello che più desideri **cambiare**. Magari vuoi smettere di attirare persone che ti danno per scontato—un pattern doloroso ma radicato. Decidere di cambiare non è solo un proposito per il futuro, è un atto di consapevolezza nel presente.

Con il modello da modificare chiaramente in mente, sviluppa una **strategia** per affrontarlo. Rifletti su cosa è necessario fare per rompere questo circolo vizioso. Potrebbe significare prestare più attenzione ai segnali iniziali in una relazione, oppure parlare apertamente dei tuoi bisogni prima che diventino insostenibili. Scrivi questa strategia, così avrai una guida da seguire.

Il passo successivo è mettere in pratica nuovi **comportamenti** che supportano dinamiche di relazione più sane. Questo è un campo d'azione concreto, il luogo dove testa e cuore devono lavorare insieme. Certamente ci saranno alti e bassi, ma è importante agire secondo quanto previsto dalla tua strategia. Anche piccoli cambiamenti possono avere un grande impatto.

Finalmente, rivedi e aggiusta regolarmente il tuo **approccio** man mano che acquisisci nuove intuizioni. C'è sempre spazio per migliorare. Forse qualcosa che pensavi funzionasse si rivela meno utile del previsto, o scopri nuovi aspetti su di te e sui tuoi bisogni utili a ancora altre riflessioni. Man mano che maturi e apprendi, anche la tua strategia deve evolvere con te.

Ecco qui, un processo chiaro e accessibile per analizzare e migliorare le tue relazioni. Non è una bacchetta magica, richiede tempo e **impegno**, ma la consapevolezza che ne deriva è un dono prezioso. Cambiando i modelli di relazione che ti danneggiano, puoi scrivere una nuova storia per il futuro. Una in cui ti senti finalmente libero e capace di creare legami più sani e felicità duratura.

In Conclusione

Questo capitolo ha esplorato l'**impatto** delle separazioni precoci e come queste influenzino i rapporti adulti. Hai scoperto varie tecniche per identificare e guarire modelli relazionali negativi. Ora è il momento di riassumere i punti chiave per non dimenticare ciò che hai appreso.

In questo capitolo hai appreso:

• Come le separazioni precoci dai caregiver possono intaccare le **relazioni** in età adulta.

• L'importanza della "**Teoria dell'attaccamento**" nella guarigione dai traumi familiari.

• L'assessment "Impatto della Separazione" per identificare come le esperienze passate influenzano i legami attuali.

• Come identificare temi e modelli frequenti nei rapporti romantici.

• Strategie per guarire da stili di attaccamento insicuri.

Applica le lezioni di questo capitolo per migliorare la **qualità** delle tue relazioni e per comprendere più a fondo le **dinamiche** che ne fanno parte. Cambiare i tuoi modelli relazionali può offrirti una vita più serena e rapporti più solidi. Impara a vedere i tuoi rapporti attraverso la lente dell'attaccamento e adotta **tecniche** per creare una base sicura nei tuoi rapporti futuri.

Ricorda che il **cambiamento** richiede tempo e pazienza. Non scoraggiarti se non vedi risultati immediati. Continua a lavorare su te stesso e vedrai gradualmente dei **miglioramenti** nelle tue relazioni. La consapevolezza che hai acquisito è già un grande passo avanti nel tuo percorso di crescita personale.

Capitolo 13: Creare un Futuro Positivo

Sei mai entrato in una stanza buia e hai cercato di **immaginare** come sarebbe con la luce? Ora immagina lo stesso per il tuo **futuro**. In questo capitolo, voglio portarti in un viaggio interiore, tra **sogni** e possibilità. Pensavo a tutte le volte che abbiamo paura del successo o della felicità... chi non l'ha fatto, vero? Eppure, superare queste **paure** potrebbe aprirti porte inaspettate.

Ogni cosa che leggiamo qui andrà verso la **visualizzazione** del tuo io futuro, quello guarito, quello felice. Proveremo metodi pratici per esplorarli con nuove ottiche e discuteremo modi per allineare i tuoi **obiettivi** più profondi. Stai attento alle piccole sorprese e ai vari **esercizi**—saranno i tuoi compagni di strada.

Sei curioso di scoprire come sarebbe una versione di te che ha affrontato e superato tutte le paure? Vedrai, è più di quello che ti **aspetti**.

Immaginare il Tuo Sé Guarito

Vuoi creare una **visione** chiara del tuo futuro sé guarito. Immaginare questa versione è un passo importante. Questo concetto non è solo un esercizio mentale, ma una vera e propria guida. Ti aiuta a dare direzione e a trasformare le idee in realtà. Non è complicato; basta che chiudi gli occhi e vedi chiaramente quale persona vuoi diventare.

Visualizzare il sé futuro è il cuore di questo passo. Significa immaginarti dopo aver superato traumi e ferite familiari. Vederti da lontano, come in un film nella tua testa. Immaginarti senza quei pesi che ti hanno trattenuto finora. Vederti sorridere, sentire leggerezza, avere relazioni sane. La visualizzazione è meglio di qualsiasi altro metodo per creare determinazione. Il potere delle immagini mentali è immenso. Possono modellare la tua realtà, come se fosse una traccia che il tuo cervello seguirà.

Proprio come un atleta che si vede vincere una gara o fare il goal decisivo, dovresti creare queste immagini nella tua testa. Questi scenari ti guideranno verso una vita più positiva e soddisfacente. A volte potresti pensare che sia una perdita di tempo, ma i risultati potrebbero sorprenderti.

Come fare? Chiudi gli occhi e immaginati tra qualche anno. Chi vuoi essere? Quali **qualità** hai? Che rapporto hai innanzitutto con te stesso e con gli altri? La visualizzazione serve anche a darti consapevolezza dei tuoi obiettivi e dei passi necessari per raggiungerli.

C'è un esercizio semplice che rende queste idee concrete: il prompt di journaling "Futuro Sé".

Scrivere del tuo futuro sé è potente e trasforma i pensieri in parole, in qualcosa di tangibile. Inizia descrivendo la tua vita ideale. Dove sei? Chi sei con te stesso? Cosa senti al tuo interno? Metti tutto nero su bianco senza fretta. Descrivi il tuo ambiente, le tue abitudini giornaliere, i tuoi **successi**. Questo journal cambierà la tua prospettiva, dandoti la motivazione necessaria per continuare. Basta una pagina o due, ma deve essere curata e sincera.

Poi pensa al "perché". Perché è importante **guarire**? Rispondendo meticolosamente, troverai la carica emotiva nel profondo del tuo cuore. Questo è il carburante necessario nei momenti di gioia e di difficoltà futuri. Diventerà il motivo autentico nel tuo percorso di guarigione.

Non dimenticare di ritornare a questa visione regolarmente. Modificala se necessario. Ci sono infinite evoluzioni possibili nella tua crescita, nella tua guarigione. Questa pratica ti aiuterà a mantenere chiari i tuoi **obiettivi** e a ricordare quanta strada hai fatto. E se qualche volta ti senti giù, rileggila. Perché c'è sempre un futuro migliore che puoi costruire, passo dopo passo.

In sostanza, immagina il futuro sé come guida. La visualizzazione è la chiave trasformativa, mentre il journaling "Futuro Sé" concretizza. Con questi **strumenti**, sei capace di crearti un domani più felice e sereno. Un futuro senza più i pesi del passato, un futuro finalmente libero.

Ecco a te il progetto per guarire, il disegno remoto da seguire. Non è facile, ma è possibile. Non sei solo in questo, e trovare la tua strada significa permetterti di sognare un po'. Sei capace di raggiungere quella serenità ideale; basta che lo voglia con tutto te stesso.

Stabilire obiettivi allineati con il tuo vero sé

Stabilire obiettivi autentici è **essenziale** se vuoi davvero guarire dalle ferite passate e creare un futuro positivo per te stesso. È facile sentirsi sopraffatto da quello che ci si aspetta o da quello che pensi che gli altri desiderino per te. Però, è altrettanto importante fermarti e chiederti cosa vuoi davvero, per te, al di là delle influenze esterne.

Parlare di strategie per impostare obiettivi autentici potrebbe sembrare complicato, ma in realtà si tratta di seguire il filo dei tuoi desideri più profondi. Inizia con l'**introspezione**: chiudi gli occhi, prendi un respiro profondo e pensa a cosa ti fa sentire veramente felice e completo. Sono quelle le cose a cui devi mirare quando stabilisci i tuoi obiettivi. Spesso queste cose sono nascoste sotto strati di aspettative altrui.

Ora, mettilo nero su bianco: scrivi i tuoi **desideri**, i tuoi sogni senza paura di sembrare egoista o troppo ambizioso. Questi tuoi sogni rappresentano il percorso per la tua guarigione. Una volta che hai chiaro quali sono i tuoi veri obiettivi, avrai già fatto metà del lavoro.

Passiamo al concetto di "impostazione degli obiettivi basata sui **valori**." Parliamo di prendere ciò che è importante per te e usarlo come bussola. Per capire che cos'è importante per te, pensa a ciò che ti fa sentire bene o a quali esperienze ti hanno dato un senso di realizzazione in passato. Questo processo ti porterà a capire meglio quali sono i tuoi valori fondamentali.

È interessante capire come questo si collega alla **realizzazione** personale. Quando ti cimenti in qualcosa che è allineato con i tuoi valori, tutto appare meno come un dovere e più come un piacere. Immagina di scalare una montagna. Se quella salita rappresenta qualcosa in cui credi veramente, che ti appassiona, ogni passo avrà un significato più profondo e la fatica sembrerà minore. Questo è il potere che deriva dagli obiettivi basati sui valori: ti danno l'energia e il **coraggio** di continuare nonostante le difficoltà.

E ora, parliamo di praticità. Ecco una lista di controllo per il tuo "Allineamento degli Obiettivi."

- Chiediti cosa ti rende davvero felice e perché.

- Identifica i tuoi valori fondamentali.

- Assicurati che i tuoi obiettivi riflettano questi valori.

- Analizza se sono realistici e raggiungibili.

- Verifica se sono specifici e ben definiti.

- Controlla che siano misurabili, per poter monitorare i tuoi progressi.

- Sii onesto con te stesso: questi sono obiettivi tuoi o degli altri?

- Mantieni la flessibilità: possono cambiare man mano che cresci.

Seguendo questi passaggi, i tuoi obiettivi si allineeranno al tuo vero sé, supportando non solo la tua **guarigione**, ma conducendoti verso un senso di realizzazione e serenità duraturi. Pensa a questa lista come alla rotta di un viaggio... mantiene il tuo percorso chiaro e ti impedisce di perderti lungo la via.

In sostanza, tutto si riconduce al fatto che impostare obiettivi autentici richiede di guardarsi dentro e fare pace con chi sei davvero. È vero, può richiedere del tempo e un bel po' di esercizio, ma la **ricompensa** è inestimabile: vivere una vita che senti davvero tua, senza il peso delle aspettative altrui e con la gioia di sapere che ogni passo che fai è un passo verso il tuo benessere e felicità.

Superare la Paura del Successo o della Felicità

Molte persone non si rendono conto che uno dei più grandi **ostacoli** alla felicità è la resistenza subconscia al cambiamento positivo. È come se ci fosse una parte di te che preferisce restare lì dov'è – magari perché è più familiare e sicura. Per imparare a identificare questo comportamento autosabotante, devi fare uno sforzo consapevole nel riconoscere i tuoi pensieri e **sentimenti**.

Spesso, ti trovi a pensare cose tipo: "Non merito questo" oppure "Se ottengo questo, cosa penseranno gli altri?" Pensieri così sono segnali. E per affrontarli, un buon punto di partenza è tenere un **diario** e annotare quei momenti in cui senti una sorta di barriera interna. Scrivi pensieri ed emozioni ogni volta che ti senti frenato. Questo ti aiuterà a capire dove nasce la tua resistenza.

Ora, parliamo del "problema del limite superiore." Questo è un concetto utile che può davvero aiutarti a capire le tue resistenze. In pratica, si tratta di quel punto invisibile dove ti autolimiti. Quando inizi a fare passi in avanti – che sia nel **lavoro**, nelle relazioni o nella vita in generale – può capitarti di iniziare a sentirti a disagio. Potresti pensare: "Non sono all'altezza di questo successo." E spesso, qui ti rinserisci automaticamente al tuo vecchio livello di comfort.

Il problema del limite superiore è legato al **trauma** familiare. Se da piccolo, i tuoi genitori o le persone accanto a te ti hanno fatto sentire inadeguato o di troppo, potresti portare con te queste sensazioni in tutto ciò che fai. E questo può limitare la tua capacità di accettare la felicità e il successo nella vita adulta.

Ma una cosa è sapere questo concetto. Un'altra è fare qualcosa per superarlo. Immagina una tecnica chiamata "**Desensibilizzazione** al Successo." Sembra complicato, ma è semplice ed efficace. Comincia identificando piccoli successi che hai già ottenuto. Pensa a quelle piccole conquiste quotidiane – quelle volte in cui tutto è andato bene senza essere neanche troppo faticoso. Prendi un momento ogni giorno per riconoscerle e per gioire di queste cose piccole. Lentamente, aumenta il tuo livello di comfort con le esperienze positive.

Ecco un esercizio per mettere la desensibilizzazione al successo in azione: Ogni notte, prima di dormire, pensa a tre cose positive che ti sono successe durante la giornata. Possono essere cose piccolissime, come un complimento, un lavoro portato a termine, o una piacevole chiacchierata. Chiudi gli occhi e immaginati mentre godi di questi momenti. Giorno dopo giorno, ti insegnerai che è ok provare gioia e successo.

Tutto ciò potrebbe sembrare un gioco da ragazzi, ma funziona col tempo. Addestrerai il tuo cervello ad accettare e godere dei successi senza sentirti in colpa o a disagio. Pensaci: più volte svilupperai questa visione positiva, più facile diventerà accettare la felicità e il **successo** su scale via via maggiori, creando un ciclo virtuoso che ti allontanerà dalle vecchie paure legate al trauma familiare.

Esplorando Nuove Possibilità

Dopo aver attraversato un percorso di **guarigione**, è naturale chiederti: "E adesso?". Bene, qui entra in gioco l'espansione del tuo senso di ciò che è possibile nella tua vita. Quando lasci indietro le ferite del passato, ottieni quasi una tela bianca. E questa è l'occasione perfetta per dipingere un nuovo quadro della tua vita.

Per ampliare il tuo senso di possibilità, abbi il **coraggio** di sognare in grande. Magari c'è sempre stata una passione o un obiettivo che avevi messo da parte. Beh, ora potrebbe essere il momento giusto per riprendere quei sogni che avevi archiviato nel cassetto. Fai spazio nella tua mente per accogliere nuove idee, nuove strade, nuove avventure e concediti il lusso di esplorarle senza pregiudizi.

Ma come si passa da queste idee a qualcosa di concreto? Magari inizia con piccole **azioni** nell'ambito che ti interessa, come leggere un libro su un nuovo argomento o partecipare a un seminario. Ogni piccolo passo avanti potrebbe portarti su percorsi incredibilmente gratificanti.

Ora che abbiamo parlato di sognare in grande, passiamo a un concetto davvero interessante, la **crescita** post-traumatica. Non solo si tratta di guarire, ma di crescere veramente dopo un momento difficile.

La crescita post-traumatica è quel concetto per il quale, dopo un periodo di sofferenza, emergi più forte, con una nuova visione della vita e delle tue capacità. Vuoi favorire questa crescita? Prima di tutto, accetta che il cambiamento sia possibile. Non aver paura di accogliere le tue emozioni, coltiva un mindset positivo e permettiti di vedere i progressi, anche se piccoli.

Passare del tempo con persone che hanno vissuto esperienze simili e che capiscono il tuo percorso può essere immensamente utile. Scambiando sfide e successi, crei un senso di comunità che può sostenerti nella tua crescita. È come inseminare nuovi fiori in un campo che ha sofferto di siccità: il terreno è più fertile per farli crescere forti e sani.

Su questa strada di crescita e consapevolezza, passiamo adesso alla tecnica di brainstorming chiamata "**Espansione** delle Possibilità". Questo super nome descrive un processo semplice ma potente per creare nuove opzioni di vita.

Ecco come farlo. Prendi carta e penna, oppure apri una nuova pagina sul tuo computer. Prova a scrivere una lista di tutte le possibili direzioni che vorresti esplorare ora che ti senti più leggero e libero. Non autocensurarti! Lascia che il flusso di idee venga naturale, anche le più strane o inaspettate sono benvenute.

Poi, rileggi la tua lista e scegli due o tre idee che ti emozionano di più. Da lì, suddividi ogni idea in fasi fattibili. Trova **risorse** che possono aiutarti, come corsi online, libri o addirittura community di persone con gli stessi interessi.

Circondati di supporto, cerca **ispirazione** in posti inaspettati e approfitta della tua ritrovata libertà per volare più in alto di quanto avresti mai pensato prima d'ora.

Infine, ricordati che tutte queste nuove possibilità, dalla crescita personale alla realizzazione pratica della tua nuova vita, nascono da una cosa semplice: credere in te stesso e nell'incredibile potere **trasformativo** della guarigione. Non lasciarti frenare dalle vecchie paure, il futuro è tuo per essere reinventato... un passo alla volta.

Esercizio Pratico: Visualizzazione del Sé Futuro

Immagina di essere in un posto **tranquillo**, comodo, senza alcun disturbo. Chiudi gli occhi. Senti la pace intorno a te? È il momento perfetto per iniziare questo esercizio.

Trova un luogo sereno e comodo e chiudi gli occhi. Ricorda, questa è la base per ogni tipo di meditazione o **visualizzazione**. Se sei a tuo agio fisicamente, sarà più facile rilassarti mentalmente. Senti la sedia sotto di te o il letto che ti sostiene. Respira profondamente e lascia andare tutte le tensioni.

Ora, immagina te stesso tra cinque anni, dopo aver superato i traumi familiari. Vedi una versione di te più sicura, **felice**, libera da quei pesi del passato? Prova a vedere ogni dettaglio. Forse hai cambiato lavoro, fatto nuove amicizie, trovato un partner con cui condividere la vita.

La differenza più rilevante tra il tuo presente e quello che vedi potrebbe essere ancora vaga. Ma guarda bene quel **futuro**. L'immagine diventa sempre più chiara, più vivida.

Visualizza dettagli specifici sulla tua vita, le tue relazioni e i tuoi **successi**. Magari hai una nuova casa, sei circondato da persone care, o stai lavorando su un progetto che ami veramente. I rapporti sono più sani, ti senti sempre sostenuto e apprezzi ogni piccolo traguardo. Vedi quei successi? Sono la prova di tutto il tuo impegno e la tua determinazione.

Adesso pensa a come ti senti in questo scenario.

Nota come ti senti in questo stato futuro – emotivamente, fisicamente e mentalmente. Magari senti una leggerezza nel petto, un senso di calma e stabilità. Fisicamente, ti senti in forma, **energico**, come se avessi trovato un equilibrio perfetto. Il tuo stato mentale è sereno, pieno di pensieri positivi e progetti per il futuro. Questo è quello che hai costruito lontano dai traumi che una volta ti trattenevano.

Identifica le differenze chiave tra il tuo io attuale e questo io futuro. Quali sono i cambiamenti più forti che noti? Forse hai più sicurezza, più **fiducia** in te stesso. Sei meno ansioso, più aperto alle novità. Le relazioni sono diventate più genuine, di qualità. Riflettendosi in questo specchio del futuro, ti rendi conto di quanto sia grande il viaggio che hai intrapreso.

Apri gli occhi e scrivi gli aspetti più significativi della tua **visualizzazione**. Trova un foglio, una penna e butta giù tutto: le cose che ti hanno colpito di più, le sensazioni provate, i dettagli più importanti che vuoi portarti appresso. Può essere qualsiasi cosa, anche la sensazione di serenità o un obiettivo ben chiaro.

Adesso hai una mappa del tuo futuro e una traccia da seguire.

Crea una lista di passi pratici per iniziare a muoverti verso questa visione futura. Quali sono i piccoli passi che puoi compiere già da domani per avvicinarti a quella versione di te stesso? Potrebbe essere chiamare un amico con cui non parli da tempo, iniziare un hobby che hai sempre rinviato, o magari cercare aiuto per elaborare i vecchi traumi.

La visualizzazione del tuo sé futuro è più che una semplice immagine. È una guida concreta e un'**ispirazione**. Tieni questo esercizio e questa visione ben presenti quando affronti le difficoltà quotidiane. Con ogni passo, ti avvicini sempre di più a quel futuro che hai immaginato.

In Conclusione

Questo capitolo ha toccato temi **fondamentali** per creare un futuro positivo, a partire dalla tua **visione** di te stesso guarito fino alla definizione di **obiettivi** in linea con la tua verità. Con queste nuove consapevolezze, sei ora preparato per **trasformare** il tuo percorso di guarigione.

Nel capitolo hai esplorato l'importanza di avere una visione chiara e convincente del tuo futuro guarito. Hai scoperto il concetto di "**visualizzazione** del sé futuro" e come possa favorire la crescita personale. Hai anche ricevuto una serie di spunti per il diario per descrivere nel dettaglio il tuo futuro ideale.

Inoltre, hai imparato **strategie** per definire obiettivi autentici che supportino la tua guarigione e tecniche per identificare e affrontare le resistenze subconscie al **cambiamento** positivo.

Ricorda che mettere in pratica ciò che hai appreso in questo capitolo può davvero fare la differenza. Con una chiara visione di te stesso, obiettivi ben allineati e la capacità di superare le paure, sei sulla buona strada per costruire un futuro **felice** e pieno di soddisfazioni. Vai avanti con sicurezza: il meglio deve ancora venire!

Per concludere

Questo libro nasce con l'intento di **aiutarti** a liberarti dai **traumi** familiari che hai ereditato, lasciando andare il bagaglio emotivo del passato per creare un futuro positivo senza provare senso di colpa. L'obiettivo è che tu ti senta libero, **consapevole** e pronto a costruire una vita che rispecchi veramente chi sei.

Ricorda ciò che hai appreso finora. All'inizio, abbiamo esplorato la natura del trauma familiare, compresa la sua influenza sul benessere personale e come è possibile interrompere il ciclo delle ferite generazionali. Capire ciò può rappresentare il primo passo verso la **guarigione**.

Poi, ti ho introdotto alla scienza dietro i traumi ereditati, parlando di epigenetica, neurobiologia e sistema nervoso autonomo. Con queste basi scientifiche, potresti vedere come il tuo corpo e la tua mente sono stati influenzati dalle esperienze dei tuoi antenati.

Nel terzo capitolo abbiamo lavorato sul riconoscere i tuoi schemi di trauma famigliare, passando attraverso i segreti e i silenzi familiari, fino a collegare le tue lotte presenti agli eventi passati.

Successivamente, ti ho offerto strumenti per decifrare il linguaggio emotivo ereditato, identificando **credenze** e comportamenti che possono aver plasmato le percezioni della tua vita.

Il quinto capitolo ha presentato il Core Language Approach, che prevede l'identificazione dei reclami fondamentali, descrittori e traumi da affrontare. Questo metodo può essere un modo pratico per mappare e comprendere il tuo linguaggio emotivo.

Nel sesto capitolo, abbiamo trattato temi come il lasciare andare il dolore ereditato, perdonare te stesso e i tuoi antenati, creando modelli emotivi nuovi e più sani.

Il settimo capitolo ti ha aiutato a curare il tuo bambino interiore, rivisitando le ferite dell'infanzia e adottando tecniche di auto-nutrimento.

Abbiamo successivamente parlato di come migliorare le **relazioni** familiari e stabilire confini sani, passando in rassegna la comunicazione e risoluzione dei conflitti.

Nel nono capitolo, abbiamo trattato come riconoscere e sfidare credenze limitanti ereditate, sviluppando da lì convinzioni più potenzianti.

Il decimo capitolo si è incentrato sulla costruzione della **resilienza** emotiva, con strategie per la regolazione emotiva e la crescita della compassione verso te stesso.

Gli ultimi capitoli si allineano con il reclamo della tua autonomia personale, comprendendo scelte di vita, fiducia, e infine delineano un **futuro** positivo che puoi creare per te stesso.

Nel mettere in pratica tutto ciò che hai imparato, immagina una vita dove sei libero dai traumi passati, dove relazioni sane e resilienti sostengono le tue aspirazioni, e dove il tuo cammino non è più condizionato dai demoni del passato. Vedere questa nuova versione di te stesso, libero da catene invisibili, è la ricompensa.

Ti invito ora a fare il passo successivo verso questa promessa di rinnovamento.

"Visita questo link per saperne di più:"

https://pxl.to/LoganMind

Unisciti al mio Team di Recensori!

Grazie per aver scelto di leggere il mio libro. Sono **entusiasta** di invitarti a entrare nel mio Team di **Recensori**. Se ami **leggere**, potrai ottenere una **copia** gratuita del mio libro in cambio di un **feedback** onesto, fondamentale per me.

Per unirti al mio ARC team, ecco cosa devi fare: clicca su "Join Review Team", **iscriviti** su BookSprout e riceverai una **notifica** ogni volta che rilascio un nuovo **libro**.

Dai un'occhiata al team a questo link:

https://pxl.to/loganmindteam

Aiutami!

Quando sostieni un autore indipendente, stai sostenendo un **sogno**.

Quando hai finito di leggere, se sei soddisfatto, per favore lascia un feedback onesto visitando il link qui sotto. Se hai qualche **suggerimento** per miglioramenti, inviaci un'email ai contatti che troverai al link indicato.

È importante perché:

• Ogni **recensione** aiuta altri lettori a scoprire questo libro.

• Il tuo **supporto** dà forza e speranza agli autori indipendenti.

• Le tue **opinioni** possono guidare il percorso di un autore verso nuove opere.

In alternativa, puoi scansionare il codice QR e trovare il link dopo aver selezionato il tuo libro.

Ci vogliono solo pochi **secondi**, ma la tua voce ha un enorme **impatto**.

Visita questo link per lasciare una recensione:

https://pxl.to/9-hthfft-lm-review

www.ingramcontent.com/pod-product-compliance
Lightning Source LLC
Chambersburg PA
CBHW050245120526
44590CB00016B/2220